简 易 疗 法 治 百 病 丛 书

丁 洋

主编

极简拔罐治百病

中国医药科技出版社

内容提要

本书分为基础篇和临床篇，基础篇简单介绍了拔罐疗法的常识，包括常用方法、经络穴位等；临床篇详细介绍了拔罐疗法在内科、骨科、皮肤科、妇科、五官科疾病方面的应用。全书图文并茂，简单易学，可操作性强，适合中医爱好者、临床大夫阅读参考。

图书在版编目（CIP）数据

极简拔罐治百病 / 丁洋主编 . — 北京：中国医药科技出版社，2018.6

（简易疗法治百病丛书）

ISBN 978-7-5214-0226-1

Ⅰ .①极… Ⅱ .①丁… Ⅲ .①拔罐疗法 Ⅳ .①R244.3

中国版本图书馆 CIP 数据核字（2018）第 089559 号

美术编辑 陈君杞

版式设计 锋尚设计

出版 中国医药科技出版社

地址 北京市海淀区文慧园北路甲 22 号

邮编 100082

电话 发行：010-62227427 邮购：010-62236938

网址 www.cmstp.com

规格 710×1000mm $^1/_{16}$

印张 10³/₄

字数 166 千字

版次 2018 年 6 月第 1 版

印次 2019 年 10 月第 3 次印刷

印刷 三河市万龙印装有限公司

经销 全国各地新华书店

书号 ISBN 978-7-5214-0226-1

定价 32.00 元

获取新书信息、投稿、为图书纠错，请扫码联系我们。

编委会

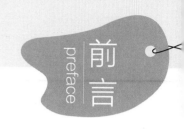

拔罐疗法，或称吸筒法，古称角法，是以罐为工具，利用燃烧、加热、抽气等方法排除罐内的空气，造成负压，使之吸附于腧穴或应拔的体表，造成局部瘀血，达到通经活络、行气活血、消肿止痛、祛风散寒等作用，用以治疗疾病的方法。拔罐疗法最早见于马王堆汉墓出土的《五十二病方》用于治疗痔疮。现在，拔罐的器具已逐步从兽角发展为竹罐、陶瓷罐、玻璃罐和抽气罐。在国外，古希腊、古罗马时代也曾经盛行拔罐疗法。由于本法具有操作简便、经济安全、疗效显著等特点，颇受国内外人士的欢迎。拔罐疗法在中国有着悠久的历史，在民间被广泛使用。

中共中央、国务院印发的《"健康中国2030"规划纲要》提出："充分发挥中医药独特优势，大力发展中医非药物疗法，使其在常见病、多发病和慢性病防治中发挥独特作用。"同样，拔罐作为中医非药物治疗方法，有平衡阴阳、调和脏腑、疏通经络等作用，不但可以治病，还可以防病保健。

为了普及中医文化，更好地了解本疗法，我们编写了本书。全书分为基础篇和临床篇两篇。基础篇属基础理论部分，主要阐述拔罐疗法的概述、原理及功效、常用工具、常用方法、适应证和禁忌证、操作步骤、注意事项。同时为了便于读者操作学习，简单介绍了经络与穴位的基础知识以及快速取穴的方法。临床篇属临床应用部分，详细介绍了拔罐疗法对内科、骨科、皮肤科、妇科、五官科等临床常见病、多发病的治疗，以及日常保健手法，每种病都包括了概述、症状、具体操作方法和注意事项等。

我们衷心希望本书的出版能为拔罐疗法的普及推广起到积极促进作用。

编者

2017 年 9 月

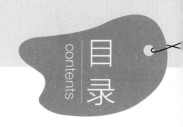

目录
contents

基础篇

临床篇

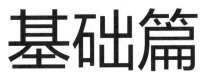

基础篇

第一章 带您走进拔罐

第一节 拔罐疗法的概述

拔罐疗法是以罐为工具，利用燃烧、抽吸、挤压等方法排除罐内空气，造成负压，使罐吸附于体表腧穴或患处产生刺激，以防病治病的方法，古代又称为"角法""吸筒法""火罐气"等。

通过吸拔，可引致局部组织充血或瘀血，促使经络通畅、气血旺盛，具有活血行气、止痛消肿、散寒除湿、拔毒散结、退热等作用。拔罐疗法因操作简便、安全、适应证广等优点在临床治疗及家庭保健中均有广泛应用。

在1973年湖南长沙马王堆汉墓出土的帛书《五十二病方》中，就已经有关于角法治病的记述："牡痔居窍旁，大者如枣，小者如核者，方以小角角之，如孰（熟）二斗米顷，而张角。"到了宋金元时代，竹罐已完全代替了兽角。拔罐疗法的名称，亦由"吸筒法"替换了"角法"。从历代中医文献看，宋代以前拔罐主要用以治疗痈肿疮毒，如唐代有竹罐治疗疾病的记载。宋代医家开始以竹筒为工具，将拔罐的适应证扩大到内科疾病。清代医家吴谦在《医宗金鉴·外科心法要诀》中记载了拔罐配合中药、针刺治疗痈疽阴证的方法。吴尚先在《理瀹骈文》中记载了风邪头痛、破伤风、黄疸等内科病的治疗方法。

近几十年来，拔罐疗法的适应病证迅速增加，今已普遍应用于内、外、妇、儿、五官各科病证及保健，一般多用于治疗风寒湿痹，腰背肩臂腿痛，关节痛，软组织捻挫扭伤，伤风感冒，头痛，咳嗽，哮喘，胃脘痛，腹痛，痛经，中风偏枯，瘀血痹阻等。在罐具方面除了传统兽角、竹罐、陶罐和金属罐外，已创制出很多新的器具，诸如玻璃罐、橡皮罐、塑料罐及穴位吸引器等。

第二节　拔罐的作用原理及功效

拔罐法具有通经活络、行气活血、消肿止痛、祛风散寒等作用。拔罐疗法作用原理及功效如下。

一、吸毒排脓，促进伤口的愈合和疾病的恢复

吸毒排脓，这可谓是拔罐疗法最直接、最好理解的治病机制。文献记载，拔罐在古代的初始用法就是用磨有小孔的牛角筒，罩在患部排吸脓血。明代《外科启玄》《外科正宗》述"拔出脓毒，以治疮疡"。

从物理学角度看，拔罐的负压吸引，有利于病人局部脓液、渗液、细菌产生的毒素以及溶组织酶等延迟伤口愈合的其他物质的排出，刺激肉芽组织生长，收缩创口创面，达到促进伤口愈合的目的。如外伤感染伤口、痈、疖肿及慢性骨髓炎等，临床试验已证明，拔罐可促进该类疾病伤口的愈合、加快疾病的恢复。此外亦有文献报道，拔罐抽吸是一个最有效除去外科蛇咬伤局部毒素的方法，它可阻断蛇毒沿静脉及淋巴管扩散，排毒及使毒素在体内降至最低限度，贯通血管，为血液和毒素排出体外创造条件。

二、牵拉肌肉，提高痛阈，缓解疲劳

当肌肉处于紧张状态时，局部血液循环受阻，组织缺血。拔罐，特别是走罐能拉伸肌肉，增加血液灌流量，增加机体耐痛阈，从而使肌肉得到放松，疲劳得到缓解，起到类似推拿之作用。关于痛阈，研究已经得出拔罐能使拔罐局部痛阈、耐痛阈显著升高，使疼痛病人的疼痛强度明显降低，由疼痛引起的功能障碍也明显改善。

三、促进血液循环，加快新陈代谢

拔罐的吸附力加之火罐对局部皮肤的温热刺激，能使血管扩张，促进局部血液循环，加快新陈代谢：一是使体内的废物、毒素加速排出；二是改善局部组织的营养状态，提供更多营养物质和氧气到细胞。相关研究已经证实拔罐后拔罐局部的血流量显著增加，温度迅速升高，氧合血红蛋白和脱氧血红蛋白明显增加，且氧合血红蛋白增加量大大高于脱氧血红蛋白，三者都反映了一个共同的问题，

即拔罐使局部组织处于高供氧低消耗状态，极其有利于新陈代谢的改善。

亦有研究以体内代谢产物为着眼点，以静脉血尿素氮、尿酸、肌酐3项为观察指标，发现拔罐能使3项指标明显降低。由此可见拔罐不仅对于拔罐局部，而且对于机体全身新陈代谢都起到了积极影响。

四、调整免疫功能，增强自身抵抗力

人体中的免疫球蛋白是构成体液免疫的基础，是机体抗感染的主要因素之一。免疫球蛋白在体内保持相对稳定性，可使人体具有一定的抗病能力，预防疾病。研究发现拔罐对病人体液免疫功能紊乱具有双相调节作用，可使偏低或偏高的免疫球蛋白恢复到正常水平。

五、自身溶血，提高抵抗力

当拔罐的负压达到一定的程度，便可造成拔罐局部组织的损伤，其中最突出的是皮下毛细血管破裂，少量的血液进入组织间隙，从而产生瘀血。由于表皮瘀血，出现自身溶血现象。病理学相关理论指出机体对损伤的自我修复和红细胞自身溶血现象是一种良性刺激，不仅可以加强局部新陈代谢，而且溶血释放出的组胺、5-羟色胺、神经递质随体液流至全身刺激各个器官，可增强其功能活动，提高机体的抵抗力。

六、兴奋神经，调整机体功能状态

拔罐产生的物理性的机械刺激和温热刺激可兴奋拔罐局部的各种感受器，进而兴奋不同的神经纤维，至此拔罐给予的良性物理性刺激就转化为生物有效电信息（即神经冲动），该信息一方面传至中枢的不同水平，经整合后再沿下行纤维传出，调节相关内脏组织的功能；另一方面，可通过局部反射弧而发挥调节作用。如临床最常见的走罐部位——背部区域，它与脊神经和交感神经密切联系，其深层就是分布于脊柱两侧的交感神经节。因此背部脊柱两侧拔罐可调整多种内脏功能紊乱。当然神经电信息的传导和发挥作用，必然伴随着许多化学物质的变化，如神经递质、激素、免疫活性物质、细胞因子等，由此可见拔罐作用最后的实现是"神经-内分泌-免疫网络"调节共同作用的结果。

第三节 常用的拔罐工具

罐具都是根据所用材料而命名，包括兽角罐、竹罐、陶瓷罐、玻璃罐、橡胶罐、塑料罐、抽气罐、金属罐等8种。目前，在民间和基层医疗单位仍普遍使用竹罐、陶瓷罐、玻璃罐3种，兽角罐在边远山区还有少数人使用。金属罐因导热快，太笨重，目前已被淘汰。

新型罐具又分为电热罐、磁疗罐、红外线罐、紫外线罐、激光罐、离子渗入罐等多种，但这些罐具因造价高，使用复杂，目前仅限于少数医疗部门使用，未能全面普及和推广。

一、兽角罐

兽角罐是指用牛、羊等兽角制成，顶端磨成一孔，用于吸吮排气。目前，我国边远少数民族地区仍有用兽角拔罐的习惯。

二、竹罐

竹罐随排气方法不同，选材、制作也有区别。竹制火罐因用火力排气，须选取坚实成熟的老竹子来制作。老熟的竹材料质地坚实，经得起火烤而不变形、不漏气。竹制水罐，因要用水或药液煮罐，蒸气排气，要选择尚未成熟但也不青嫩的质地坚实的竹子制作。竹罐的优点是取材方便，制作简单，轻便耐用，便于携带，经济实惠，不易打破。缺点是容易干裂漏气，不透明，无法观察罐内皮肤的变化。

三、陶瓷罐

陶瓷罐用陶土烧制而成，口底平正，里外光滑，厚薄适宜，此罐适用于火力排气法。

四、玻璃罐

玻璃罐用耐热玻璃制成，腔大口小，罐口边缘略突向外。按罐口直径及腔大小可分为大、中、小3种型号，多用于火力排气法，特别适用于走罐法及针刺后拔罐法。其优点是造型美观，清晰透明，便于拔罐时在罐外观察皮肤的变化，从而掌握拔罐时间，是目前临床应用最广泛的罐具。缺点是导热快，易烫伤，容易破损。

五、橡胶罐

橡胶罐用具有良好伸缩性能的橡胶制成。口径小至可用于耳穴，大到可以覆盖整个人体。其形状因临床需要各异。用于抽气排气法。优点是消毒便利，不易破损，适用于耳、鼻、眼、头皮、腕踝部和稍凹凸不平等特殊部位拔罐。缺点是价格高，无法观察罐内皮肤的变化。

六、塑料罐

塑料罐用耐热塑料压制而成。其规格型号与玻璃罐相似。优点是不易破损，轻便携带。缺点是不能观察罐内变化，并易老化变形。

七、抽气罐

抽气罐用有机玻璃或透明的工程塑料制成，采用罐顶活塞来控制抽气与排气。抽气罐的优点是不用点火，不会烫伤，安全可靠；抽气量和吸拔力可控制；自动放气起罐不疼痛；罐体透明，便于观察吸拔部位皮肤的充血情况，便于掌握拔罐时间。抽气罐是对传统罐具改进的一大突破，是目前临床医生广泛使用的罐具，并为拔罐疗法向家庭和个人自我保健的普及和推广开辟了广阔的前景。

八、金属罐

金属罐用铜、铁、铝、不锈钢等金属材料制成。规格与型号要求一般与陶瓷罐、玻璃罐相似。用于火力排气法。其优点是消毒便利，不会破损。缺点是制造价格高，传热快，容易烫伤皮肤，无法观察拔罐部位皮肤的变化。

另外，在没有专用罐具或在突发的紧急情况下，可用随手可得的代用罐进行拔罐治疗，如茶杯、酒杯、空药瓶、罐头瓶、碗等，只要口部平整光滑，能耐热，能产生一定吸拔力的器具皆可用来拔罐。

第四节　常用的拔罐方法

拔罐时一般采用闪火法，即用镊子夹住棉球，蘸取95%乙醇，用火柴点燃后在火罐内绕1~2圈，或稍作停留后，迅速退出并及时将罐扣在治疗部位上即可吸住。火力旺、罐内热度高、扣罐动作快，则罐的吸拔力大，可加强治疗功效。根据不同的病证和治疗部位，可以对症选用不同的治疗方法。

一、闪罐

闪罐是指用较小的火罐，将罐子拔上后立即取下，如此反复吸拔多次，至皮肤潮红为度。适用于皮肤肌肉不太平坦，吸拔不紧或留罐有困难的部位。可用于治疗局部皮肤麻木或功能减退的虚性病证，比如肩周炎、膝关节疼痛、坐骨神经痛等病证。

二、留罐

留罐又称坐罐。是指拔罐后将火罐留置一定时间，一般留5~15分钟。适用于皮肤肌肉比较松弛而且平坦的部位。这些部位可以使用较大而且吸拔力强的火罐来操作。此法活血止痛功能较强，可用于治疗慢性腰肌劳损、带状疱疹、感冒、腹泻等病证。

三、走罐

走罐又名推罐、飞罐。适用于面积较大，肌肉丰厚的部位，如腰背部、大腿等处。选口径较大、罐口平滑的玻璃罐，先在罐口和治疗部位皮肤上涂一些润滑油脂，将罐吸拔好后，用手握住罐底，慢慢向前推动，来回数次，至皮肤潮红为度。走罐与按摩、刮痧有异曲同工之妙，有利于皮肤汗腺和皮脂腺的分泌，促进周围血液循环，调节神经功能而治疗腰背疼痛、慢性疲劳等疾病。

四、药罐

药罐是以中药浸煮的木罐或竹罐吸拔于相应的穴位上达到治疗疾病的效果。煮药罐一种配方是取艾叶、羌活、木瓜、川乌各10g，将药物装入布袋内扎紧袋口，与竹罐一起放入清水中煮沸约15分钟。使用时取出竹罐，迅速甩干水后放在治疗部位上。适用于治疗受风头痛、风湿疼痛。另一种配方是取法半夏、生姜、桂枝各10g，细辛3g，放入布袋中与竹罐一起加水煮开15分钟。使用时取出竹罐，甩干水后迅速放在治疗部位上。此法适用于治疗哮喘、咳嗽、慢性胃炎等病证。

第五节　拔罐的适应证和禁忌证

一、拔罐的适应证

（1）内科疾病　感冒、咳嗽、肺痈、哮喘、心悸、不寐、多寐、健忘、百合病、胃脘痛、呕吐、反胃、呃逆、痞满、泄泻、便秘、腹痛、胃下垂、饮证、痿证、眩晕、胁痛、郁证、水肿、淋证、癃闭、遗尿、遗精、男性不育等。

（2）外科疾病　红丝疔、丹毒、有头疽、疖病、乳痈、脱肛、急性阑尾炎、急性胆绞痛、急性胰腺炎、急性输尿管结石等。

（3）骨科疾病　落枕、颈椎病、腰椎间盘突出症、腰椎管狭窄症、腰肌劳损、急性腰扭伤、肩关节周围炎、颈肩肌纤维组织炎、肱骨外上髁炎、坐骨神经痛、股外侧皮神经炎、肋软骨炎、肋间神经痛、类风湿关节炎等。

（4）妇科疾病　经行先期、经行后期、经行先后无定期、月经过多、月经过少、闭经、痛经、白带、黄带、赤带、妊娠呕吐、产后缺乳、产后腹痛、人工流产综合征、脏躁、阴挺、阴吹、阴痒、产后大便困难、产后发热等。

（5）儿科疾病　小儿发热、小儿呕吐、小儿泄泻、小儿厌食、小儿夜啼、小儿遗尿、百日咳、腮腺炎等。

（6）皮肤科疾病　缠腰火丹、银屑病、牛皮癣、斑秃、湿疹、瘾疹、风瘙痒、漆疮、疥疮、蛇皮癣、皮痹等。

（7）五官科疾病　针眼、睑弦赤烂、流泪症、沙眼、目痒、目赤肿痛、目翳、远视、近视、视神经萎缩、鼻塞、鼻渊、鼻衄、咽喉肿痛、乳蛾、口疮、牙痛、下颌关节紊乱症等。

二、拔罐的禁忌证

（1）急性严重疾病、接触性传染病、严重心脏病、心力衰竭等。

（2）皮肤高度过敏、传染性皮肤病，以及皮肤肿瘤（肿块）部、皮肤溃烂部。

（3）血小板减少性紫癜、白血病及血友病等出血性疾病。

（4）心尖区体表大动脉搏动处及静脉曲张处。

（5）精神分裂症、抽搐、高度神经质及不合作者。

（6）急性外伤性骨折、中度和重度水肿部位。

（7）瘰疬、疝气处及活动性肺结核。

（8）眼、耳、口、鼻等五官孔窍部。

第六节　拔罐的操作步骤

一、施术前准备

（一）罐具

根据病证、操作部位的不同可选择不同的罐具，罐体应完整无碎裂，罐口内外应光滑无毛糙，罐的内壁应擦拭干净。

（二）部位

应根据病证选取适当的治疗部位。以肌肉丰厚处为宜，常用肩、背、腰、臀、四肢近端以及腹部等。

（三）体位

选择病人舒适、医者便于操作的治疗体位。

（四）环境要求

应注意环境清洁卫生，避免污染，环境温度应适宜。

（五）消毒

包括罐具消毒、部位消毒和医者消毒。

二、施术方法

（一）吸拔方法

1. 火罐：闪火法、投火法和贴棉法

（1）闪火法　用止血钳或镊子等夹住95%乙醇棉球，一手握罐体，罐口朝下，将棉球点燃后立即伸入罐内摇晃数圈随即退出，迅速将罐扣于应拔部位。

（2）投火法　将易燃软质纸片（卷）或95%乙醇棉球点燃后投入罐内，迅速将罐扣于应拔部位。

（3）贴棉法　将直径1~2cm的95%乙醇棉片贴于罐内壁，点燃后迅速将罐扣于应拔部位。

2. 水罐：水煮法和蒸气法

（1）水煮法　将竹罐放入水中或药液中煮沸2~3分钟，然后用镊子将罐倒置（罐口朝下）夹起，迅速用多层干毛巾捂住罐口片刻，以吸去罐内的水液，降低罐口温度（但保持罐内热气），趁热将罐拔于应拔部位，然后轻按罐具30秒左右，令其吸牢。

（2）蒸气法　将水或药液（勿超过壶嘴）在小水壶内煮沸，至水蒸汽从壶嘴或套于壶嘴的皮管内大量喷出时，将壶嘴或皮管插入罐内2~3分钟后取出，迅速将罐扣于应拔部位。

3. 抽气罐

先将抽气罐紧扣在应拔部位，然后用抽气筒将罐内的部分空气抽出，使其吸拔于皮肤上。

4. 其他罐

如拔挤气罐、电磁罐、远红外罐、药物多功能罐等，可根据其说明书操作。

（二）应用方法

1. 单纯拔罐：闪罐、留罐、走罐和排罐

（1）闪罐　用闪火法将罐吸拔于应拔部位，随即取下，再吸拔、再取下，反复吸拔至局部皮肤潮红，或罐体底部发热为度。动作要迅速而准确。必要时也可在闪罐后留罐。

（2）留罐　将吸拔在皮肤上的罐具留置一定时间，使局部皮肤潮红，甚或皮下瘀血呈紫黑色后再将罐具取下。

（3）走罐　先于施罐部位涂上润滑剂（常用凡士林、医用甘油、液体石蜡或润肤霜等），也可用温水或药液，同时还可将罐口涂上油脂。用罐吸拔后，一手握住罐体，略用力将罐沿着一定路线反复推拉，至走罐部位皮肤紫红为度，推罐时应用力均匀，以防止火罐漏气脱落。

（4）排罐　沿某一经脉或某一肌束的体表位置顺序成行排列吸拔多个罐具。

2. 针罐法：留针拔罐、出针拔罐和刺络拔罐

（1）留针拔罐　在毫针针刺留针时，以针为中心拔罐，留置后起罐、起针。

（2）出针拔罐　在出针后，立即于该部位拔罐，留置后起罐，起罐后再用消毒棉球将拔罐处擦净。

（3）刺络拔罐　在用皮肤针、三棱针或粗毫针等点刺出血，或三棱针挑治后，再行拔罐、留罐。起罐后用消毒棉球擦净血迹。挑刺部位用消毒敷料或创可贴贴护。

（三）起罐方法

1. 一般罐

一手握住罐体腰底部稍倾斜，另一手拇指或食指按压罐口边缘的皮肤，使罐口与皮肤之间产生空隙，空气进入罐内，即可将罐取下。

2. 抽气罐

提起抽气罐上方的塞帽使空气注入罐内，罐具即可脱落。也可用一般罐的起罐方法起罐。

3. 水（药）罐

为防止罐内有残留水（药）液漏出，若吸拔部位呈水平面，应先将拔罐部位调整为侧面后再起罐。

三、术后处理

（一）拔罐的正常反应

在拔罐处若出现点片状紫红色瘀点、瘀斑，或兼微热痛感，或局部发红，片

刻后消失，恢复正常皮色，皆是拔罐的正常反应，一般不予处理。

（二）拔罐的善后处理

起罐后应用消毒棉球轻轻拭去拔罐部位紫红色罐斑上的小水珠。若罐斑处微觉痛痒，不可搔抓，数日内自可消退。

起罐后如果出现水疱，只要不擦破，可任其自然吸收。若水疱过大，可用一次性消毒针从疱底刺破，放出水液后，再用消毒敷料覆盖。

若出血，应用消毒棉球拭净。若皮肤破损，应常规消毒，并用无菌敷料覆盖其上。

若用拔罐治疗疮痈，起罐后应拭净脓血，并常规处理疮口。

第七节　拔罐的注意事项

（1）拔罐前应充分暴露应拔部位，有毛发者宜剃去，操作部位应注意防止感染。

（2）选好体位，嘱病人体位应舒适，局部宜舒展、松弛，勿移动体位，以防罐具脱落。

（3）老年、儿童、体质虚弱及初次接受拔罐者，拔罐数量宜少，留罐时间宜短。妊娠妇女及婴幼儿慎用拔罐方法。

（4）若留针拔罐，选择罐具宜大，毫针针柄宜短，以免吸拔时罐具碰触针柄而造成损伤。

（5）使用电罐、磁罐时，应注意询问病人是否带有心脏起搏器等金属物体，有佩带者应禁用。

（6）起罐操作时不可硬拉或旋转罐具，否则会引起疼痛，甚至损伤皮肤。

（7）拔罐手法要熟练，动作要轻、快、稳、准。用于燃火的乙醇棉球，不可吸含乙醇过多，以免拔罐时滴落到病人皮肤上而造成烧烫伤。若不慎出现烧烫伤，按外科烧烫伤常规处理。

（8）燃火伸入罐内的位置，以罐口与罐底的外1/3与内2/3处为宜。

（9）拔罐过程中如果出现拔罐局部疼痛，处理方法有减压放气、立即起罐等。

（10）拔罐过程中若出现头晕、胸闷、恶心欲呕、肢体发软、冷汗淋漓，甚者瞬间意识丧失等晕罐现象，处理方法是立即起罐，使病人呈头低脚高卧位，必要时可饮用温开水或温糖水，或掐水沟穴等。密切注意血压、心率变化，严重时按昏厥处理。

第二章

认识经络，找准穴位

第一节　经络与穴位

　　经络，是人体经脉和络脉的总称。"经"，有路径的含义，为直行的主干，纵行分布于人体较深的部位；"络"，有网络的含义，是侧行的分支，细小而纵横交错于人体全身较浅的部位。经络系统里经气循环专注、昼夜不休、如环无端。经络内联脏腑，外络皮毛肢节，将人体的组织器官、四肢百骸联络成一个有机的整体，并通过气的活动，调节全身各部的功能，调节气血，平衡阴阳，从而使整个机体保持协调和相对平衡。

　　腧穴，通常也被称为穴位。穴位是人体经络气血所注的部位，也是经络接受体内或外界刺激的反应点。在拔罐过程中，需要选取相应的穴位进行手法操作。通过拔罐作用于相应穴位，可刺激经络气血的运行，并通过相应的经络作用于人体的内在脏腑，起到治病疗疾的作用。所以，准确地找到相应的穴位，是获得拔罐疗效的保证。

一、经络的组成

　　经络分为经脉和络脉。其中经脉包括十二经脉、奇经八脉，以及附属于十二经脉的十二经别、十二经筋、十二皮部；络脉包括十五络脉和不计其数的浮络、孙络等。如图2-1-1。

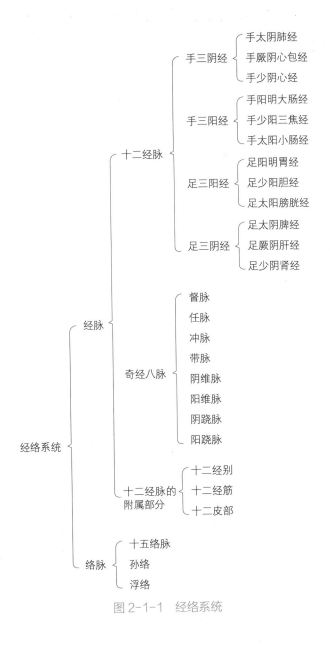

图 2-1-1　经络系统

二、经络的作用

（一）联系脏腑，沟通内外

人体的五脏六腑、四肢百骸、五官九窍、皮肉筋骨等组织器官，之所以能保持相对的协调与统一，完成正常的生理活动，是依靠经络系统的联络沟通而实现的。经络中的经脉、经别与奇经八脉、十五络脉，纵横交错，入里出表，通上达下，联系人体各脏腑组织；经筋、皮部联系肢体筋肉皮肤；浮络和孙络联系人体各细微部分。这样，经络将人体联系成了一个有机的整体。经络的联络沟通作用，还反映在经络具有传导功能。体表感受病邪和各种刺激，可传导于脏腑；脏腑的生理功能失常，亦可反映于体表。这些都是经络联络沟通作用的具体表现。

（二）运行气血，营养全身

《灵枢·本脏》指出："经脉者，所以行血气而营阴阳，濡筋骨，利关节者也。"气血是人体生命活动的物质基础，全身各组织器官只有得到气血的温养和濡润才能完成正常的生理功能。经络是人体气血运行的通道，能将营养物质输布到全身各组织脏器，使脏腑组织得以营养，筋骨得以濡润，关节得以通利。

（三）抗御病邪，保卫机体

营气行于脉中，卫气行于脉外。经络"行血气"而使营卫之气密布周身，在内和调于五脏，洒陈于六腑，在外抗御病邪，防止内侵。外邪侵犯人体由表及里，先从皮毛开始。卫气充实于络脉，络脉散布于全身而密布于皮部，当外邪侵犯机体时，卫气首当其冲发挥其抗御外邪、保卫机体的屏障作用。如《素问·缪刺论》所说："夫邪客于形也，必先舍于皮毛，留而不去。"

三、穴位的分类

（一）经穴

凡归属于十二经脉与任、督二脉的穴位。称为"十四经穴"，简称"经穴"。这些穴位有确定的名称、确定的位置和明确的经脉归属，即定名、定位和定经。经穴共有361个，是穴位的主要部分。

（二）奇穴

不属于十四经穴的一些穴位，因其有奇效，故称"奇穴"。又因其在十四经以外，故又称为"经外奇穴"。奇穴有确定的穴名、确定的位置，但没有经脉归属，即定名、定位，不定经。

（三）阿是穴

不属于十四经穴、经外奇穴的一些压痛点、敏感点或阳性反应点（如有结节和皮下索状物）等，称为"阿是穴"。"阿是"有痛的意思，因按压痛处，病人会"啊"的一声，故名为"阿是"。

四、穴位的主治

（一）近治作用

是指通过作用该穴位，能治疗该穴所在的部位以及邻近组织、器官的局部病证，这是一切穴位主治作用中共同具有的特性。

（二）远治作用

在十四经穴中，尤其是十二经脉在四肢肘膝关节以下的腧穴，不仅能治疗局部病证，还可治疗本经循行所及的远隔部位的组织器官脏腑的病证，有的甚至可影响全身的功能。如"合谷穴"不仅可治上肢病，还可治颈部及头面部疾患，同时还可治疗外感发热病；"足三里"不但治疗下肢病，而且对调整消化系统功能，甚至在人体防卫、免疫反应等方面都具有一定的作用。

（三）特殊作用

是对某些腧穴所具有的双重性良性调整作用和相对特异性而言。如"天枢"可治泄泻，又可治便秘；"内关"在心动过速时可减慢心率，心动过缓时，又可提高心率。特异性如大椎退热，至阴矫正胎位等。

第二节　如何找准穴位

一、手指度量法

中医学里有"同身寸"一说，就是用自己的手指作为取穴的尺度。人有高矮胖瘦之分，千万不能与日常生活中所用的长度单位"寸"相混淆。骨节自有长短不同，虽然都为"一寸"，但实际距离是不同的。如图2-2-1。

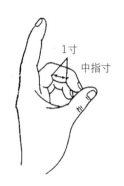 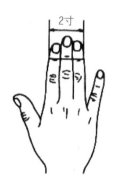 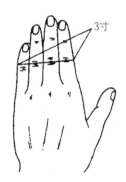

图 2-2-1　手指度量法

二、标志参照法

固定标志：如眉毛、脚踝、指甲、乳头、肚脐等，都是常见判别穴位的标志。如：印堂位于双眉的正中央；中脘位于前正中线上，脐上4寸。

动作标志：必须采取相应的动作姿势才能出现的标志，如张口取耳屏前凹陷处即为听宫穴。

三、身体度量法

利用身体的部位及线条作为简单的参考度量，也是找穴的一个好方法。如眉间（印堂）到前发际正中为3寸。

四、简便定位法

是临床一种简便易行的腧穴定位的方法。如两手虎口自然平直交叉，一手食指压在另一手腕后高骨的上方，其食指尽端到达处为列缺穴。

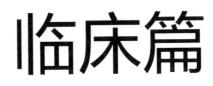

临床篇

第一节 感冒

感冒是指风邪侵袭人体所致的一种外感疾病，以恶寒、发热、头痛、流涕、鼻塞、有汗或无汗出等为主要症状。临床主要分为风寒、风热两类，亦有暑湿兼夹之证。

风寒感冒

1. 症状

恶寒重，发热轻，无汗，头痛，肢节酸痛，鼻塞，流清涕，咽痒，咳嗽，咳痰稀薄色白，口不渴或渴喜热饮，舌苔薄白而润，脉浮或浮紧。

2. 拔罐方法

【取穴】风池、肺俞、太阳。

【定位】风池：在项部枕骨下，胸锁乳突肌与斜方肌上端之间的凹陷处（图3-1-1）。

肺俞：第3胸椎棘突下，后正中线旁开1.5寸（图3-1-2）。

太阳：在头部，眉梢与目外眦之间，向后约一横指的凹陷中（图3-1-3）。

【操作】单纯拔罐，每个穴位留罐
　　　　10分钟。隔日1次，3次为
　　　　1个疗程。或者背部督脉
　　　　膀胱经走罐。

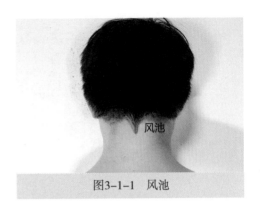

图3-1-1　风池

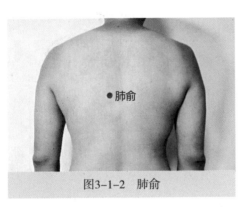

图3-1-2　肺俞

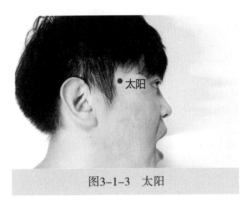

图3-1-3　太阳

风热感冒

1. 症状

身热明显，微恶风，汗泄不畅，头胀痛，面赤，咳嗽，痰黏或黄，咽痛，鼻塞，流黄浊涕，口干欲饮，舌苔薄白微黄，舌边尖红，脉浮数。

2. 拔罐方法

【取穴】大椎、曲池、外关、风门。

【定位】大椎：第7颈椎棘突下凹陷中，后正中线上（图3-1-4）。

　　　　曲池：在肘区，极度屈肘，肘横纹桡侧端凹陷中（图3-1-5）。

　　　　外关：腕背侧远端横纹上2寸，两骨之间（图3-1-6）。

　　　　风门：第2胸椎棘突下，后正中线旁开1.5寸（图3-1-7）。

【操作】单纯拔罐，每个穴位留罐10分钟。隔日1次，3次为1个疗程。或者背部督脉膀胱经走罐。

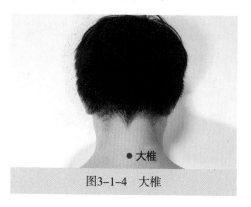

图3-1-4 大椎

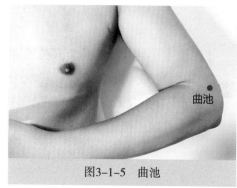

图3-1-5 曲池

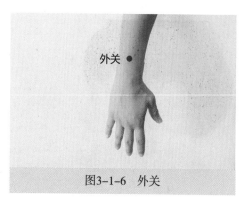

图3-1-6 外关

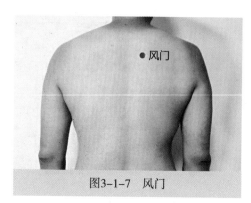

图3-1-7 风门

暑湿感冒

1. 症状

身热，微恶风，汗少，肢体酸重或疼痛，头昏重胀痛，咳嗽痰黏，鼻流浊涕，心烦口渴，或口中黏腻，渴不多饮，腹胀，大便或溏，小便短赤，舌苔薄黄而腻，脉濡数。

2. 拔罐方法

【取穴】印堂、脾俞、胃俞、大椎。

【定位】印堂：在头部，两眉毛内侧端中间的凹陷（图3-1-8）。

脾俞：第11胸椎棘突下，后正中线旁开1.5寸（图3-1-9）。

胃俞：第12胸椎棘突下，后正中线旁开1.5寸（图3-1-9）。

大椎：第7颈椎棘突下凹陷中，后正中线上（图3-1-9）。

【操作】单纯拔罐，每个穴位留罐10分钟，隔日1次，3次为1个疗程。或者背部督脉膀胱经走罐。

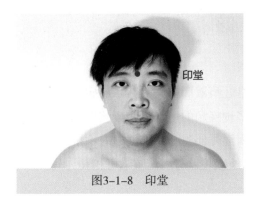

图3-1-8 印堂

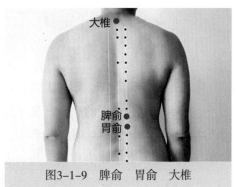

图3-1-9 脾俞 胃俞 大椎

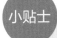

（1）感冒的自愈周期为7～15天，但儿童要及时就医，因其免疫力差，易引发心肌炎、肺炎、肾炎等。

（2）经常进行适当体育锻炼，增强体质，可减少本病的发生。

第二节 咳嗽

咳嗽是指肺失宣降，肺气上逆作声，咯吐痰液而言，为肺系疾病的主要证候之一。咳嗽既是独立性的病证，又是肺系多种疾病的一个症状。咳嗽的病因有外感、内伤两大类。外感咳嗽属于邪实，为六淫外邪犯肺，肺气壅遏不畅所致，而内伤咳嗽病理因素主要为"痰"与"火"。外感咳嗽与内伤咳嗽可相互为病。

风寒咳嗽

1. 症状

咳嗽声重，气急，咽痒，咳痰稀薄色白，常伴鼻塞，流清涕，头痛或恶寒发热，无汗等表证，舌苔薄白，脉浮或浮紧。

2. 拔罐方法

【取穴】风门、肺俞、大杼、身柱。

【定位】风门：第2胸椎棘突下，后正中线旁开1.5寸（图3-2-1）。

肺俞：第3胸椎棘突下，后正中线旁开1.5寸（图3-2-1）。

大杼：第1胸椎棘突下，后正中线旁开1.5寸（图3-2-1）。

身柱：第3胸椎棘突下凹陷，后正中线上（图3-2-1）。

【操作】单纯拔罐，每个穴位留罐10分钟。隔日1次，3次为1个疗程。

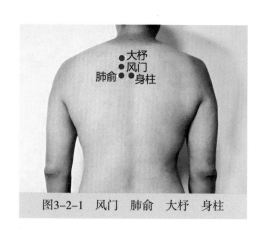

图3-2-1 风门 肺俞 大杼 身柱

风热咳嗽

1. 症状

咳嗽频剧，气粗或咳声嘶哑，喉燥咽痛，咳痰不爽，痰黏稠或黄，咳时汗出，常伴鼻流黄浊涕，口渴，或见身热恶风，头胀痛等表证，舌苔薄黄，脉浮数或浮滑。

2. 拔罐方法

【取穴】大椎、风门、肺俞、外关。

【定位】大椎：第7颈椎棘突下凹陷，后正中线上（图3-2-2）。

风门：第2胸椎棘突下，后正中线旁开1.5寸（图3-2-2）。

肺俞：第3胸椎棘突下，后正中线旁开1.5寸（图3-2-2）。

外关：腕背侧远端横纹上2寸，两骨之间（图3-2-3）。

【操作】单纯拔罐，每个穴位留罐10分钟。隔日1次，3次为1个疗程。

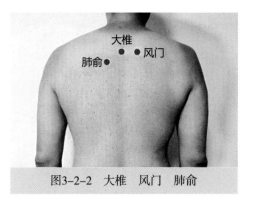

图3-2-2 大椎 风门 肺俞

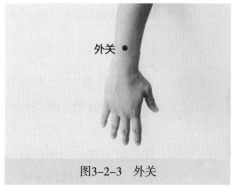

图3-2-3 外关

小贴士

（1）拔罐对于外感咳嗽，效果立竿见影，内伤咳嗽则须及时配合药物治疗。

（2）增强锻炼，注意保暖，夏日切忌贪凉饮冷。

第三节　中暑

中暑是以体温调节中枢功能障碍、汗腺功能衰竭和水电解质紊乱为特征的疾病。中医学认为中暑是由感受暑热病邪和正气不足所致。中暑的主要症状有头痛、口渴、发热、恶心、血压下降，重证者有头痛剧烈、昏厥、昏迷等。

临床应用

【取穴】大椎、曲池、外关、委中、曲泽。

【定位】大椎：第7颈椎棘突下凹陷中，后正中线上（图3-3-1）。

　　　　曲池：90°屈肘，肘横纹外侧端凹陷中（图3-3-2）。

　　　　外关：腕背侧远端横纹上2寸，两骨之间（图3-3-3）。

　　　　委中：腘横纹中点，股二头肌腱与半腱肌腱中间（图3-3-4）。

　　　　曲泽：肘横纹上，肱二头肌腱尺侧缘凹陷中（图3-3-5）。

【操作】大椎、曲池、外关等穴各留罐10分钟；取四弯穴（曲泽、委中）先用三棱针点刺出血，再用留罐法吸出余血，留罐10分钟。

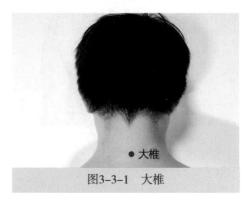

图3-3-1　大椎

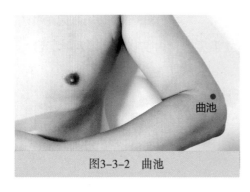

图3-3-2　曲池

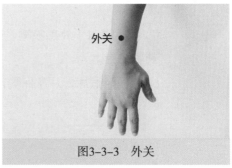

图3-3-3　外关

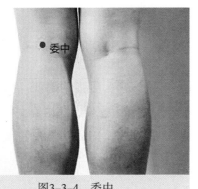

图3-3-4 委中

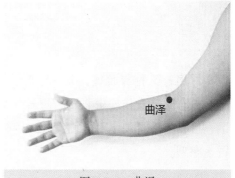

图3-3-5 曲泽

（1）若中暑严重，出现剧烈头痛，甚则昏迷，要尽快急诊就诊。

（2）中暑重在预防，炎热夏季要注意饮食清淡，做好防晒。

第四节　胃痛

胃痛，又称胃脘痛，是以上腹胃脘近心窝处疼痛为主症的病证。中青年居多，多有反复发作病史，发病前多有明显的诱因，如天气变化、恼怒、劳累、饥饿、进食生冷干硬辛辣醇酒，或服用有损脾胃的药物等。一般分为肝胃气滞、脾胃虚寒型。

肝胃气滞

1. 症状

胃脘胀痛，痛连两胁，遇烦恼则发作或加重，嗳气、矢气则舒，脘闷嗳气，喜欢长出气，大便不畅，苔薄白，脉弦。

2. 拔罐方法

【取穴】肝俞、期门、中脘、足三里。

【定位】肝俞：第9胸椎棘突下，旁开1.5寸（图3-4-1）。

期门：第6肋间隙，前正中线旁开4寸，乳下第2肋（图3-4-2）。

中脘：上腹部，脐中上4寸，前正中线上（图3-4-2）。

足三里：小腿外侧，外膝眼下3寸（图3-4-3）。

【操作】单纯拔罐，每个穴位留罐10分钟。隔日1次，10次为1个疗程。

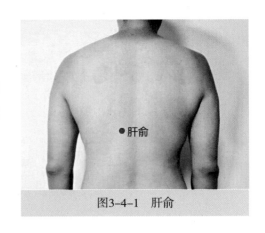

图3-4-1　肝俞

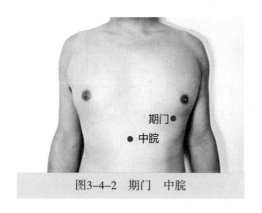

图3-4-2 期门 中脘

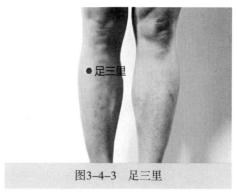

图3-4-3 足三里

脾胃虚寒

1. 症状

胃痛隐隐，绵绵不休，喜温喜按，空腹痛甚，得食则缓，劳累或受凉后发作或加重，泛吐清水，神疲纳呆，四肢倦怠，手足不温，大便溏薄，舌淡苔白，脉虚弱或迟缓。

2. 拔罐方法

【取穴】脾俞、胃俞、中脘、气海、神阙。

【定位】脾俞：第11胸椎棘突下，旁开1.5寸（图3-4-4）。

　　　　胃俞：第12胸椎棘突下，旁开1.5寸（图3-4-4）。

　　　　中脘：上腹部，脐中上4寸，前正中线上（图3-4-5）。

　　　　气海：下腹部，脐中下1.5寸，前正中线上（图3-4-5）。

　　　　神阙：肚脐正中央（图3-4-5）。

【操作】单纯拔罐，每个穴位留罐10分钟。隔日1次，10次为1个疗程。

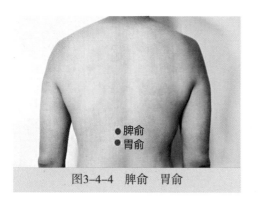

图3-4-4 脾俞 胃俞

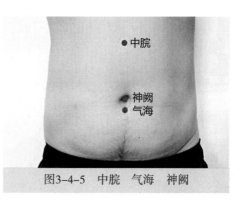

图3-4-5 中脘 气海 神阙

小贴士

（1）胃痛（一般指上腹痛）常见于急性胃炎、消化道溃疡及急性胰腺炎等。如出现剧烈的刀割样疼痛，既往有消化道疾病病史，应警惕溃疡穿孔等急症，应及时到医院就诊，以免延误病情，危及生命。

（2）胃痛属临床常见病，不同中医分型略有差别，应严格按照中医辨证取穴，但以足三里等基础穴较常用，故临床上应根据个体特点选取穴位。

（3）饮食无度，饥饱失宜等常常会诱发胃痛，平时应尽量避免。

第五节 打嗝

打嗝是指膈肌不自主的间歇性收缩运动，造成空气突然被吸入呼吸道与消化道内。本病相当于中医学中"呃逆"一病。病因有饮食不节，情志不遂，体虚病后等。突然发作呃声，呃逆初起，呃声响亮，多属实证；久病呃逆，气怯声低，多属虚证。

胃中寒冷

1. 症状

呃声沉缓有力，胸膈及胃脘不舒，得热则减，遇寒更甚，进食减少，喜食热饮，口淡不渴，舌苔白润，脉迟缓。

2. 拔罐方法

【取穴】膈俞、关元、中脘、膻中。

【定位】膈俞：第7胸椎棘突下，旁开1.5寸（图3-5-1）。

关元：前正中线上，脐下3寸（图3-5-2）。

中脘：上腹部，脐中上4寸，前正中线上（图3-5-3）。

膻中：在胸部，横平第4肋间隙，前正中线上（图3-5-3）。

【操作】单纯拔罐，先闪罐再留罐，每个穴位留罐5～10分钟。按揉攒竹穴（眉头凹陷处），可配合艾灸等温热疗法。

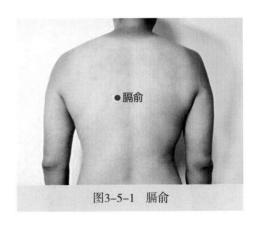

图3-5-1 膈俞

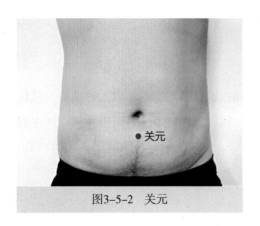

图3-5-2 关元

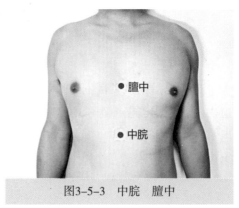

图3-5-3 中脘 膻中

脾胃阳虚

1. 症状

呃声低长无力，气不得续，泛吐清水，脘腹不舒，喜温喜按，面色㿠白，手足不温，食少乏力，大便溏薄，舌质淡，苔薄白，脉细弱。

2. 拔罐方法

【取穴】膈俞、脾俞、肾俞、中脘、气海。

【定位】膈俞：第7胸椎棘突下，旁开1.5寸（图3-5-4）。

脾俞：第11胸椎棘突下，旁开1.5寸（图3-5-4）。

肾俞：第2腰椎棘突下，旁开1.5寸（图3-5-4）。

中脘：上腹部，脐中上4寸，前正中线上（图3-5-5）。

气海：前正中线上，脐下1.5寸（图3-5-5）。

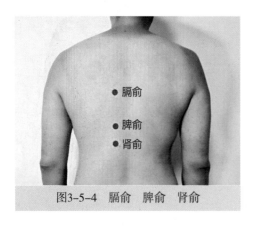

图3-5-4 膈俞 脾俞 肾俞

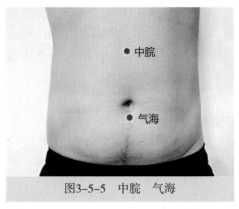

图3-5-5 中脘 气海

【操作】单纯拔罐，先闪罐再留罐，每个穴位留罐5～10分钟。可配合艾灸等
　　　　温热疗法。

小贴士

（1）呃逆首先应分清是生理现象还是病理反应。偶然发生的呃逆，
且无明显伴随不适，属生理现象，可不药而愈。若呃逆持续或反复
发作，兼症明显，或出现在其他慢性病证过程中，可视为呃逆病
证，需要进行积极治疗。一些危重病后期常伴发呃逆不止，饮食不
进，多属正气虚败，有虚脱的倾向，此种呃逆预后不良。
（2）注意上腹部保暖，调适情志，注意饮食，少食生冷。

第六节　功能性消化不良

功能性消化不良是一种常见的功能性胃肠病，指的是经血生化和内镜等检查无异常发现，临床表现为餐后饱胀不适、早饱感、上腹痛或上腹烧灼感，可伴食欲不振、嗳气、恶心或呕吐等难以用器质性疾病解释的一组证候群。中医辨证一般分为肝郁脾虚、脾胃虚寒、脾胃湿热三种证型。

肝郁脾虚

1. 症状

胃脘痞闷、胀痛或窜痛，食后加重，食少纳呆，每因情志不畅而发作或加重，伴见嗳气频作，疲乏无力，面色淡白，脉弦细。

2. 拔罐方法

【取穴】太冲、期门、中脘、足三里。

【定位】太冲：足背侧，第1、2跖骨间凹陷处（图3-6-1）。

期门：第6肋间隙，前正中线旁开4寸，乳下第2肋（图3-6-2）。

中脘：上腹部，脐中上4寸，前正中线上（图3-6-2）。

足三里：小腿外侧，外膝眼下3寸（图3-6-3）。

【操作】单纯拔罐，每个穴位留罐10分钟。隔日1次，10次为1个疗程。

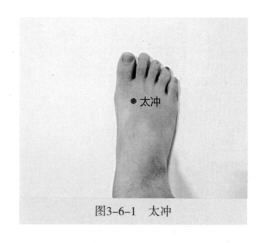

图3-6-1　太冲

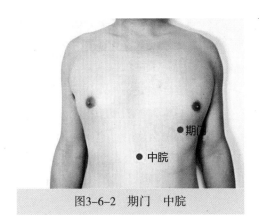

图3-6-2 期门 中脘

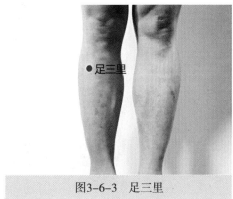

图3-6-3 足三里

脾胃虚寒

1. 症状

胃脘隐痛或痞满，喜暖喜按，空腹痛甚，得食则缓，劳累或受凉后发作或加重。伴见泛吐清水，神疲纳呆，四肢倦怠，手足不温，大便溏薄，舌淡苔白，脉迟弱。

2. 拔罐方法

【取穴】脾俞、中脘、三阴交、足三里。

【定位】脾俞：第11胸椎棘突下，旁开1.5寸（图3-6-4）。

中脘：上腹部，脐中上4寸，前正中线上（图3-6-5）。

三阴交：小腿内侧，内踝尖上3寸，胫骨内侧缘后际（图3-6-6）。

足三里：小腿外侧，外膝眼下3寸（图3-6-7）。

【操作】单纯拔罐，每个穴位留罐10分钟。隔日1次，10次为1个疗程。

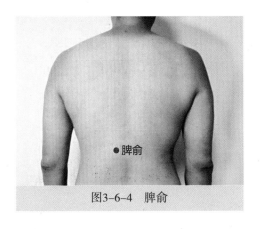

图3-6-4 脾俞

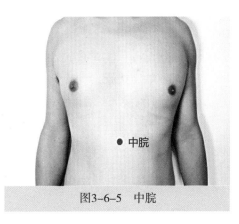

图3-6-5 中脘

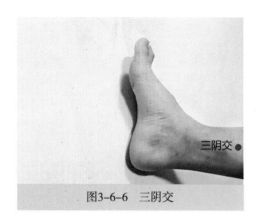

图3-6-6　三阴交

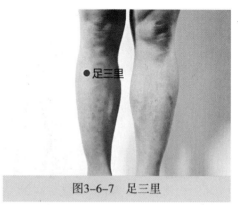

图3-6-7　足三里

脾胃湿热

1. 症状

脘腹痞满，口干口苦，身重困倦，口中黏腻，口气重，大便黏腻不爽，苔黄腻，脉滑。

2. 拔罐方法

【取穴】天枢、曲池、内庭、阴陵泉、丰隆。

【定位】天枢：腹部平脐，前正中线旁开2寸（图3-6-8）。

　　　　曲池：90°屈肘，肘横纹外侧端凹陷中（图3-6-9）。

　　　　内庭：足背第2、3趾间，趾蹼缘后方赤白肉际处（图3-6-10）。

　　　　阴陵泉：小腿内侧，胫骨内侧髁下缘与胫骨内侧缘间的凹陷中（图3-6-11）。

　　　　丰隆：小腿外侧，外踝尖上8寸，胫骨前肌外缘（图3-6-12）。

【操作】单纯拔罐，每个穴位留罐10分钟。隔日1次，10次为1个疗程。

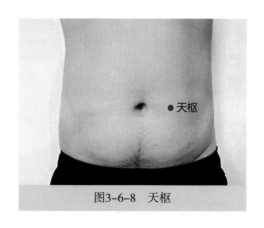

图3-6-8　天枢

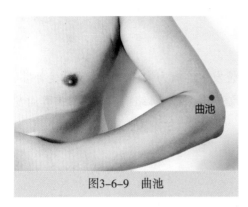

图3-6-9 曲池

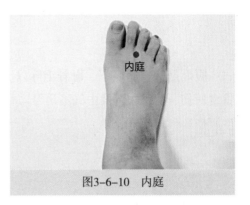

图3-6-10 内庭

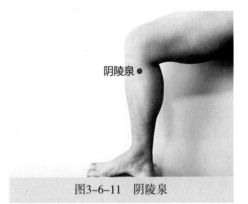

图3-6-11 阴陵泉

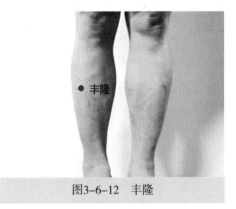

图3-6-12 丰隆

（1）消化不良可有功能性和器质性之分，本病就前者加以论述，而涉及器质性病变、全身及代谢性疾病伴发消化不良时应前往医院就诊，切勿延误病情。

（2）拔罐以足三里为基础穴，随症加减。饮食宜清淡，调畅情志。

第七节　腹痛

腹痛是指胃脘以下、耻骨毛际以上部位发生疼痛为主症的病证。感受外邪、饮食所伤、情志失调及中气不足等均可导致气机阻滞、脉络痹阻或经脉失养而发生腹痛。

寒邪内阻

1. 症状

腹痛拘急，遇寒痛甚，得温痛减，口淡不渴，形寒肢冷，小便清长，大便清稀或秘结，舌质淡，苔白腻，脉沉紧。

2. 拔罐方法

【取穴】脾俞、胃俞、天枢。

【定位】脾俞：第11胸椎棘突下，旁开1.5寸（图3-7-1）。

　　　　胃俞：第12胸椎棘突下，旁开1.5寸（图3-7-1）。

　　　　天枢：腹部平脐，前正中线旁开2寸（图3-7-2）。

【操作】单纯拔罐，每个穴位留罐10分钟。隔日1次，10次为1个疗程。或者背部督脉膀胱经走罐，重点在脾俞、胃俞。

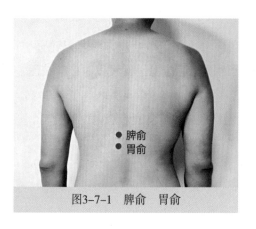

图3-7-1　脾俞　胃俞

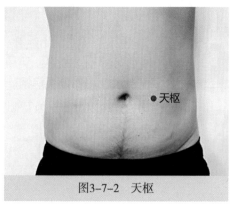

图3-7-2　天枢

脾胃虚弱

1. 症状

腹痛绵绵，时作时止，喜温喜按，形寒肢冷，神疲乏力，气短懒言，胃纳不佳，面色无华，大便溏稀，舌质淡，苔薄白，脉沉细。

2. 拔罐方法

【取穴】脾俞、胃俞、气海、关元。

【定位】脾俞：第11胸椎棘突下，旁开1.5寸（图3-7-3）。

　　　　胃俞：第12胸椎棘突下，旁开1.5寸（图3-7-3）。

　　　　气海：前正中线上，脐下1.5寸（图3-7-4）。

　　　　关元：前正中线上，脐下3寸（图3-7-4）。

【操作】单纯拔罐，每个穴位留罐10分钟。隔日1次，10次为1个疗程。

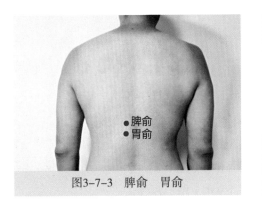

图3-7-3　脾俞　胃俞

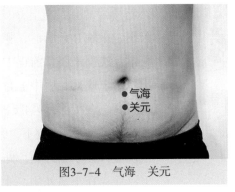

图3-7-4　气海　关元

小贴士

（1）内科腹痛常见于西医学的肠易激综合征、消化不良、胃肠痉挛、不完全性肠梗阻、肠粘连等，治疗时应当严格检查，防止误诊。急性腹膜炎、肠穿孔、阑尾炎、腹腔转移性肿瘤等当尽快明确诊断，禁止拔罐，专科就诊。

（2）治疗期间，要选择清淡饮食，忌辛辣刺激性食物。

第八节　泄泻

泄泻是以排便次数增多，粪质稀溏或完谷不化，甚至泻出如水样为主症的病证。泄泻的病因有感受外邪，饮食所伤，情志不调，禀赋不足，及久病脏腑虚弱等，主要病机是脾病湿盛，脾胃运化功能失调，肠道分清泌浊、传导功能失司。

寒湿内盛

1. 症状

泄泻清稀，甚则如水样，脘闷食少，腹痛肠鸣，或兼外感风寒，则恶寒，发热，头痛，肢体酸痛，舌苔白或白腻，脉濡缓。

2. 拔罐方法

【取穴】天枢、中脘、大肠俞、脾俞、上巨虚、下巨虚。

【定位】天枢：腹部平脐，前正中线旁开2寸（图3-8-1）。

中脘：上腹部，脐中上4寸，前正中线上（图3-8-1）。

大肠俞：在腰部，第4腰椎棘突下，旁开1.5寸（图3-8-2）。

脾俞：第11胸椎棘突下，旁开1.5寸（图3-8-2）。

上巨虚：在小腿外侧，外膝眼下6寸（图3-8-3）。

下巨虚：在小腿外侧，外膝眼下9寸（图3-8-3）。

【操作】单纯拔罐，每个穴位留罐10分钟。1日1次，3次为1个疗程。

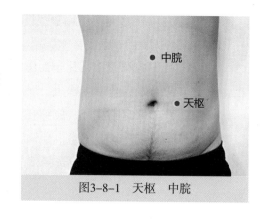

图3-8-1　天枢　中脘

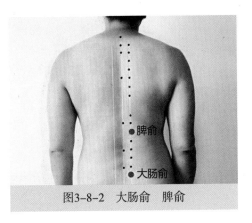

图3-8-2　大肠俞　脾俞

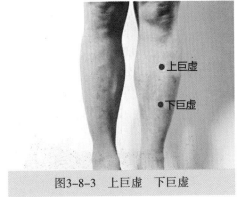

图3-8-3　上巨虚　下巨虚

脾胃虚弱

1. 症状

大便时溏时泻，迁延反复，食少，食后脘闷不舒，稍进油腻食物，则大便次数增加，面色萎黄，神疲倦怠，舌质淡，苔白，脉细弱。

2. 拔罐方法

【取穴】足三里、中脘、关元、气海、脾俞。

【定位】足三里：小腿外侧，外膝眼下3寸（图3-8-4）。

中脘：上腹部，脐中上4寸，前正中线上（图3-8-5）。

关元：前正中线上，脐下3寸（图3-8-5）。

气海：前正中线上，脐下1.5寸（图3-8-5）。

脾俞：第11胸椎棘突下，旁开1.5寸（图3-8-6）。

【操作】单纯拔罐，每个穴位留罐10分钟。1日1次，3次为1个疗程。

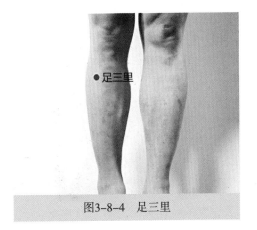

图3-8-4　足三里

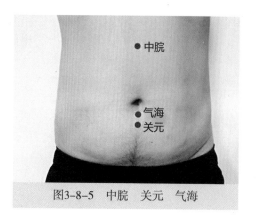

图3-8-5　中脘　关元　气海

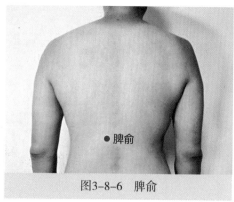

图3-8-6　脾俞

肾阳虚衰

1. 症状

黎明前脐腹作痛，肠鸣即泻，完谷不化，腹部喜暖，泻后则安，形寒肢冷，腰膝酸软，舌淡苔白，脉沉细。

2. 拔罐方法

【取穴】脾俞、命门、大肠俞、神阙、天枢。

【定位】脾俞：第11胸椎棘突下旁，开1.5寸（图3-8-7）。

命门：第2腰椎棘突下凹陷中，后正中线上（图3-8-7）。

大肠俞：在腰部，第4腰椎棘突下，旁开1.5寸（图3-8-7）。

神阙：肚脐正中（图3-8-8）。

天枢：腹部平脐，前正中线旁开2寸（图3-8-8）。

【操作】单纯拔罐，每个穴位留罐10分钟。1日1次，3次为1个疗程。

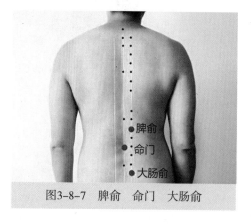

图3-8-7　脾俞　命门　大肠俞

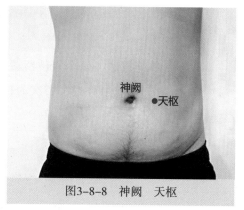

图3-8-8　神阙　天枢

（1）要注意与痢疾的鉴别，对于具有传染性的细菌性及阿米巴痢疾，应积极采取有效治疗方式，传染病专科治疗。

（2）注意饮食卫生，治疗期间饮食清淡。

第九节　便秘

便秘是指粪便在肠内滞留过久，秘结不通，排便周期延长，或周期不长，但粪质干结，排出艰难，或粪质不硬，虽有便意，但排便不畅的病证。引起便秘的主要原因有：年老体弱，劳损内伤，气血不足，肠中热盛，津液亡耗，情志不遂，气机郁滞等。

热秘

1. 症状

大便干结，腹胀腹痛，口干口臭，面红心烦，或有身热，小便短赤，舌红，苔黄燥，脉滑数。

2. 拔罐方法

【取穴】大椎、曲池、中脘、天枢、支沟、行间（放血）。

【定位】大椎：第7颈椎棘突下凹陷中，后正中线上（图3-9-1）。

　　　　曲池：在肘区，极度屈肘，肘横纹桡侧端凹陷中（图3-9-2）。

　　　　中脘：上腹部，脐中上4寸，前正中线上（图3-9-3）。

　　　　天枢：腹部平脐，前正中线旁开2寸（图3-9-3）。

　　　　支沟：腕背侧远端横纹上3寸，尺、桡骨之间（图3-9-4）。

　　　　行间：足背第1、2趾间，趾蹼缘后方赤白肉际处（图3-9-5）。

【操作】行间放血配合其余穴位拔罐，每个穴位留罐5分钟。隔日1次，10次为1个疗程。

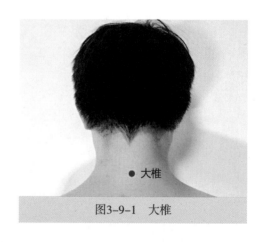

● 大椎

图3-9-1　大椎

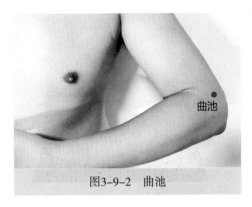

图3-9-2　曲池

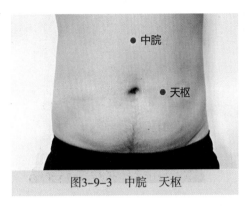

图3-9-3　中脘　天枢

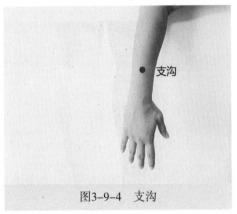

图3-9-4　支沟

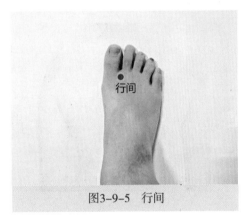

图3-9-5　行间

冷秘

1. 症状

大便艰涩，腹痛拘急，胀满拒按，手足不温，呃逆呕吐，舌苔白腻，脉弦紧。

2. 拔罐方法

【取穴】天枢、大横、神阙、大肠俞、足三里。

【定位】天枢：腹部平脐，前正中线旁开2寸（图3-9-6）。

　　　　大横：在腹部，脐中旁开4寸（图3-9-6）。

　　　　神阙：肚脐正中（图3-9-7）。

　　　　大肠俞：在腰部，当第4腰椎棘突下，旁开1.5寸（图3-9-8）。

　　　　足三里：小腿外侧，外膝眼下3寸（图3-9-9）。

【操作】单纯拔罐，每个穴位留罐10分钟。隔日1次，10次为1个疗程。

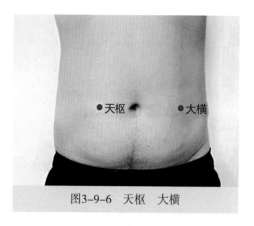

图3-9-6 天枢 大横

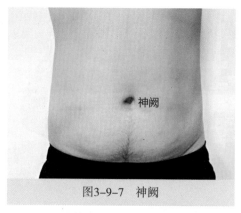

图3-9-7 神阙

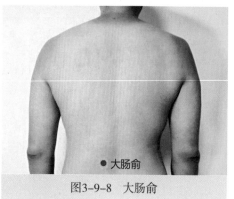

图3-9-8 大肠俞

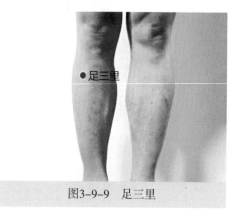

图3-9-9 足三里

气虚秘

1. 症状

大便并不干硬，虽有便意，但排便困难，用力努挣则汗出短气，便后乏力，面白神疲，肢倦懒言，舌淡苔白，脉弱。

2. 拔罐方法

【取穴】天枢、气海、关元、脾俞、胃俞、大肠俞。

【定位】天枢：腹部平脐，前正中线旁开2寸（图3-9-10）。

气海：前正中线上，脐下1.5寸（图3-9-10）。

关元：前正中线上，脐下3寸（图3-9-10）。

脾俞：第11胸椎棘突下，旁开1.5寸（图3-9-11）。

胃俞：第12胸椎棘突下，旁开1.5寸（图3-9-11）。

大肠俞：在腰部，第4腰椎棘突下，旁开1.5寸（图3-9-11）。

【操作】单纯拔罐，每个穴位留罐10分钟。隔日1次，10次为1个疗程。

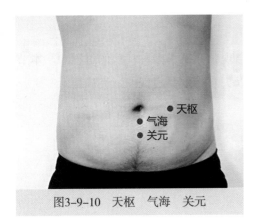

图3-9-10　天枢　气海　关元

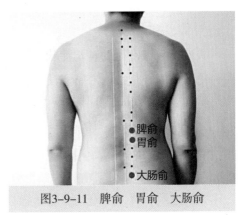

图3-9-11　脾俞　胃俞　大肠俞

 小贴士

（1）直肠、结肠器质性病变导致的便秘应及时去医院消化专科治疗。

（2）可适当锻炼，如练习"八段锦""五禽戏"。

第十节　头痛

头痛是临床常见的自觉症状，可单独出现，亦见于多种疾病的过程中。本节所讨论的头痛，是指因外感六淫引起的，以头痛为主要表现的一类病证。

风寒头痛

1. 症状

头痛连及项背，常有拘急收紧感，或伴恶风畏寒，遇风尤剧，口不渴，苔薄白，脉浮紧。

2. 拔罐方法

【取穴】风池、太阳、印堂、外关。

【定位】风池：在项部枕骨下，胸锁乳突肌与斜方肌上端之间的凹陷处（图3-10-1）。

太阳：在头部，眉梢与目外眦之间，向后约一横指的凹陷中（图3-10-2）。

印堂：在头部，两眉毛内侧端中间的凹陷（图3-10-3）。

外关：腕背侧远端横纹上2寸，两骨之间（图3-10-4）。

【操作】单纯拔罐，先闪罐再留罐，每个穴位留罐5～10分钟。配合背部膀胱经走罐。隔日1次，3次为1个疗程。

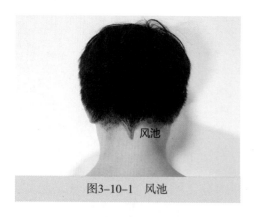

图3-10-1　风池

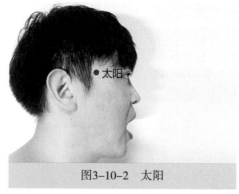

图3-10-2　太阳

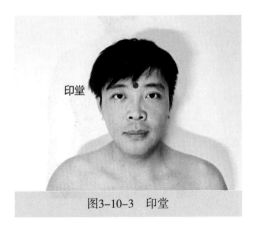

图3-10-3　印堂

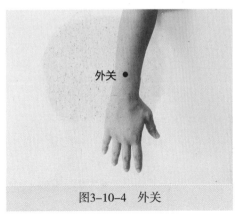

图3-10-4　外关

风热头痛

1. 症状

头痛而胀，甚则头胀如裂，发热或恶风，面红目赤，口渴喜引，大便不畅，或便秘，溲赤，舌尖红，苔薄黄，脉浮数。

2. 拔罐方法

【取穴】曲池、风池、大椎、肺俞。

【定位】曲池：在肘区，极度屈肘，肘横纹桡侧端凹陷中（图3-10-5）。

　　　　风池：在项部枕骨下，胸锁乳突肌与斜方肌上端之间的凹陷处（图3-10-6）。

　　　　大椎：第7颈椎棘突下凹陷中，后正中线上（图3-10-6）。

　　　　肺俞：第3胸椎棘突下，旁开1.5寸（图3-10-7）。

【操作】单纯拔罐，先闪罐再留罐，每个穴位留罐5～10分钟。配合背部膀胱经走罐。隔日1次，3次为1个疗程。

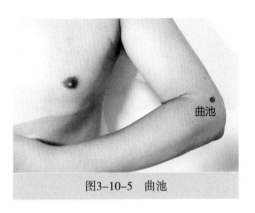

图3-10-5　曲池

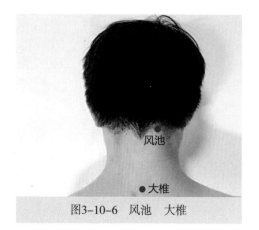

图3-10-6 风池 大椎　　　　　　　图3-10-7 肺俞

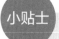

（1）发现头痛，除外感引起的，应积极查明原因，尽早治疗，排除颅内外等因素引起的头痛。

（2）注意避风寒保暖。

第十一节　周围性面瘫

　　周围性面瘫是指各种原因导致面神经核或面神经核以下的面神经损伤，致同侧面神经支配的表情肌弛缓性瘫痪并出现相应的临床表现，中医学称为"面瘫"。本病可发于任何年龄，起病突然，每在睡眠醒来时发现一侧面部板滞、麻木、瘫痪，不能蹙额、皱眉、耸鼻、露齿、鼓腮等动作，刷牙漏水，吃饭存食，病侧额纹、鼻唇沟变浅或消失，眼睑闭合不全，迎风流泪。病变日久，络脉失养，可出现筋肉挛缩拘急，发生"倒错"现象。

　　面瘫恢复期在局部拔罐，有助于肌力的恢复，使蹙额、皱眉力加强，使额纹、鼻唇沟恢复加快。

【取穴】（患侧）阳白、地仓、颊车、颧髎、太阳、翳风。

【定位】阳白：在头部，眉上1寸，瞳孔直上（图3-11-1）。

　　　　地仓：在面部，口角旁开0.4寸（图3-11-1）。

　　　　颊车：在面部，下颌角前上方一横指（中指）（图3-11-1）。

　　　　颧髎：在面部，颧骨下缘，目外眦直下的凹陷中（图3-11-1）。

　　　　太阳：在头部，眉梢与目外眦之间，向后约一横指的凹陷中（图3-11-2）。

　　　　翳风：在颈部，耳垂后方，乳突下端前方凹陷中（图3-11-2）。

【操作】取小号玻璃罐，每穴闪罐5～10下，然后快速走罐，从阳白直向上，从颧髎向太阳方向，从地仓向颊车方向，最后在阳白、颊车、太阳、翳风处留罐5～10分钟。1日1次，10次为1个疗程。

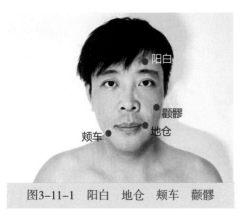

图3-11-1　阳白　地仓　颊车　颧髎

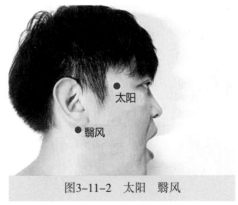

图3-11-2　太阳　翳风

（1）面瘫1个月之内为最佳治疗期，要尽早进行针灸治疗，后期配合拔罐。

（2）夜间睡觉注意关窗，切忌劳累后吹空调、吹电扇。

第十二节　三叉神经痛

三叉神经痛是指三叉神经分布区反复发作的、短暂的、阵发性剧痛。以眼、面颊部出现放射性、烧灼样抽掣疼痛为主要症状。本病的发生多与外感邪气、局部外伤等因素有关。

风寒外袭

1. 症状

多有感受风寒史，畏寒怕冷，多遇寒病情骤发，面颊剧痛难忍，得热则减，面颊常怕风，伴有鼻塞流涕，苔薄白，脉浮紧。

2. 拔罐方法

【取穴】太阳、颧髎、颊车、风池、外关。

【定位】太阳：在头部，眉梢与目外眦之间，向后约一横指的凹陷中（图3-12-1）。

颧髎：在面部，颧骨下缘，目外眦直下的凹陷中（图3-12-2）。

颊车：在面部，下颌角前上方一横指（中指）（图3-12-3）。

风池：在项部枕骨下，胸锁乳突肌与斜方肌上端之间的凹陷中（图3-12-4）。

外关：腕背侧远端横纹上2寸，两骨之间（图3-12-5）。

【操作】单纯拔罐，先闪罐再留罐，每个穴位留罐5~10分钟。隔日1次，3次为1个疗程。

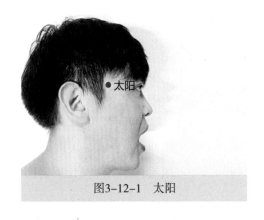

图3-12-1　太阳

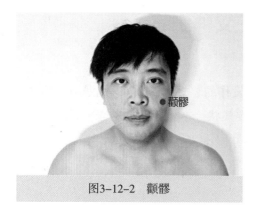

图3-12-2 颧髎

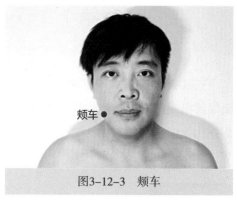

图3-12-3 颊车

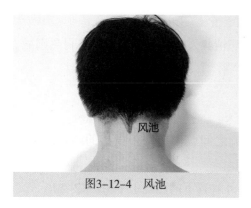

图3-12-4 风池

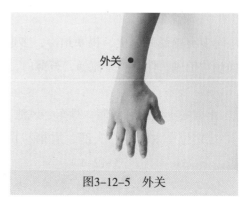

图3-12-5 外关

风热上犯

1. 症状

常遇风得热引发，面部痛如火灼，遇热加重，得凉稍减，口干喜冷，大便干，小便黄，舌边尖红，苔薄黄，脉浮数。

2. 拔罐方法

【取穴】下关、太阳、曲池、风池、颊车。

【定位】下关：在面部，颧弓下缘中央与下颌切迹之间凹陷中（图3-12-6）。

太阳：在头部，眉梢与目外眦之间，向后约一横指的凹陷中（图3-12-7）。

曲池：在肘区，极度屈肘，肘横纹桡侧端凹陷中（图3-12-8）。

风池：在项部枕骨下，胸锁乳突肌与斜方肌上端之间的凹陷中（图3-12-9）。

颊车：在面部，下颌角前上方一横指（中指）（图3-12-10）。

【操作】单纯拔罐，先闪罐再留罐，
　　　　每个穴位留罐5～10分钟。
　　　　隔日1次，3次为1个疗程。

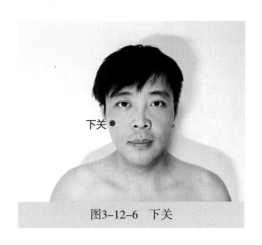

图3-12-6　下关

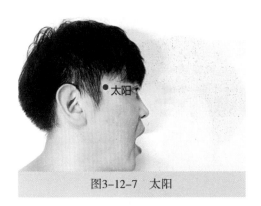

图3-12-7　太阳

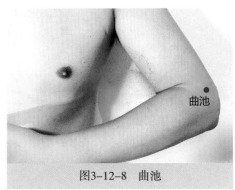

图3-12-8　曲池

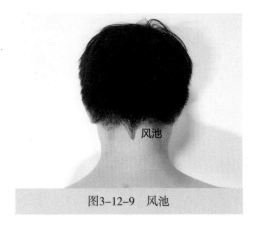

图3-12-9　风池

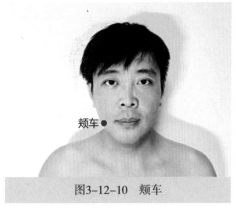

图3-12-10　颊车

胃火上炎

1. 症状

病人素有蕴热，胃热熏蒸，风火上升而致，症状为面颊部阵发性灼热样剧痛，面红目赤，牙龈肿痛，口臭便秘，舌红苔黄，脉滑数或洪数。

2. 拔罐方法

【取穴】下关、太阳、颊车、内庭（放血）。

【定位】下关：在面部，颧弓下缘中央与下颌切迹之间凹陷中（图3-12-11）。

太阳：在头部，眉梢与目外眦之间，向后约一横指的凹陷中（图3-12-12）。

颊车：在面部，下颌角前上方一横指（中指）（图3-12-13）。

内庭：足背第2、3趾间，趾蹼缘后方赤白肉际处（图3-12-14）。

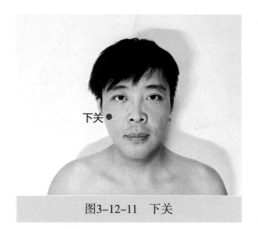

图3-12-11　下关

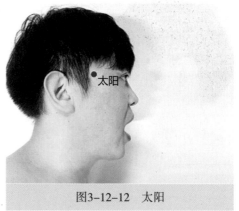

图3-12-12　太阳

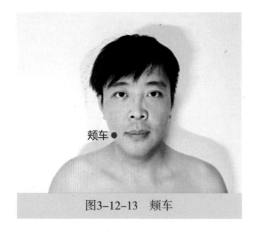

图3-12-13　颊车

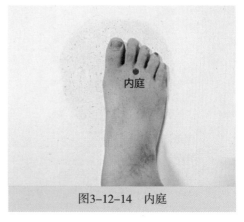

图3-12-14　内庭

【操作】内庭适量放血，其余穴位先闪罐再留罐，每个穴位留罐5～10分钟。隔日1次，3次为1个疗程。

小贴士

（1）三叉神经痛属于顽固性疾病，针灸配合拔罐效果更佳。对于继发性的要尽快查明原因，以免延误病情。

（2）平时要注意避风寒、调情志，避免刺激病灶。

第十三节　神经衰弱

神经衰弱是由于大脑神经长期持续性过度紧张导致大脑兴奋和抑制功能失调，从而导致以精神容易兴奋、脑力容易疲乏、情绪烦躁、睡眠障碍为主的一组脑功能障碍证候群。本病以青壮年、脑力劳动者、青年学生尤为多见，随着情绪紧张、精神压力等原因容易复发。与中医学"百合病""癔病""郁病"等有相似之处。一般分为心肝火旺、心脾两虚、心肾不交三型。

心肝火旺

1. 症状

失眠健忘，烦躁易怒，头晕头痛，耳鸣心悸，口渴，舌红，苔薄黄，脉弦数。

2. 拔罐方法

【取穴】太冲、心俞、肝俞、风池。

【定位】太冲：足背侧，第1、2跖骨间凹陷处（图3-13-1）。

心俞：第5胸椎棘突下，旁开1.5寸（图3-13-2）。

肝俞：第9胸椎棘突下，旁开1.5寸（图3-13-2）。

风池：在项部枕骨下，胸锁乳突肌与斜方肌上端之间的凹陷处（图3-13-3）。

【操作】单纯拔罐，每个穴位留罐10分钟。隔日1次，10次为1个疗程。

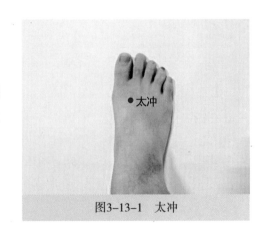

图3-13-1　太冲

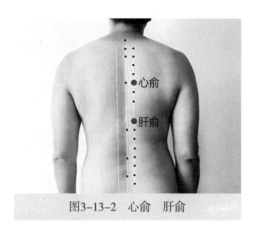

图3-13-2 心俞 肝俞

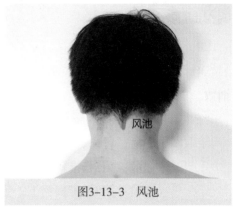

图3-13-3 风池

心脾两虚

1. 症状

失眠，多梦易醒，心悸健忘，面色无华，纳差，乏力，舌淡、边有齿痕，苔薄白，脉细弱。

2. 拔罐方法

【取穴】心俞、脾俞、印堂。

【定位】心俞：第5胸椎棘突下，旁开1.5寸（图3-13-4）。

脾俞：第11胸椎棘突下，旁开1.5寸（图3-13-4）。

印堂：两眉头连线中点（图3-13-5）。

【操作】单纯拔罐，每个穴位留罐5分钟。隔日1次，10次为1个疗程。

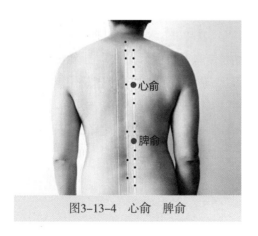

图3-13-4 心俞 脾俞

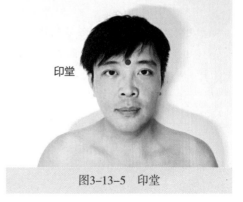

图3-13-5 印堂

心肾不交

1. 症状

心烦不寐，心悸不安，五心烦热，腰膝酸软，头晕耳鸣，舌红少苔，脉细数。

2. 拔罐方法

【取穴】心俞、肾俞、太溪。

【定位】心俞：第5胸椎棘突下，旁开1.5寸（图3-13-6）。

肾俞：第2腰椎棘突下，旁开1.5寸（图3-13-6）。

太溪：内踝高点与跟腱后缘连线的中点凹陷处（图3-13-7）。

【操作】单纯拔罐，每个穴位留罐10分钟。隔日1次，10次为1个疗程。

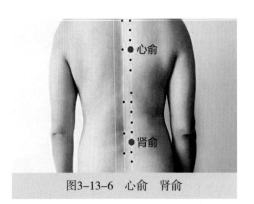

图3-13-6　心俞　肾俞

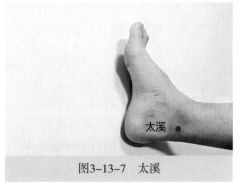

图3-13-7　太溪

小贴士

（1）引发神经衰弱的主要原因为身体素质因素和心理社会因素，提高自身身体素质的同时，应及时向心理医生寻求心理疏导。

（2）中医学认为本病与情志密切相关，应学会调畅情志，学会转移注意力、释放压力，饮食宜清淡、营养，并结合适当锻炼，如瑜伽、太极、冥想等。

第十四节　失眠

失眠是病人不能获得正常睡眠，轻者入寐困难或寐而易醒，醒后不寐，重者彻夜难眠为主的病证。年龄、生活习惯、工作环境、精神压力等都与失眠有密切关系。属中医学"不寐""不得卧"等范畴。一般分为心脾两虚、心胆气虚、阴虚火旺、肝郁化火、痰热内扰五种证型。

心脾两虚

1. 症状

多梦易醒，伴心悸，健忘，头晕目眩，神疲乏力，面色不华，舌淡苔白，脉细弱。

2. 拔罐方法

【取穴】心俞、脾俞、三阴交、安眠、内关。

【定位】心俞：第5胸椎棘突下，旁开1.5寸（图3-14-1）。

脾俞：第11胸椎棘突下，旁开1.5寸（图3-14-1）。

三阴交：小腿内侧，内踝尖上3寸，胫骨内侧缘后际（图3-14-2）。

安眠：翳风与风池连线中点（图3-14-3）。

内关：前臂前区，掌后第1横纹上2寸，两筋之间（图3-14-4）。

【操作】单纯拔罐，每个穴位留罐10分钟。隔日1次，10次为1个疗程。

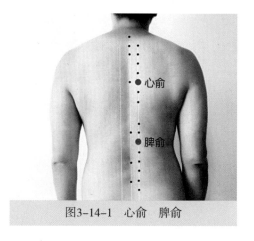

图3-14-1　心俞　脾俞

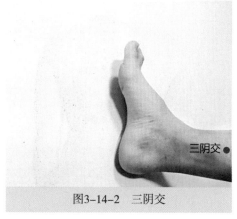

图3-14-2　三阴交

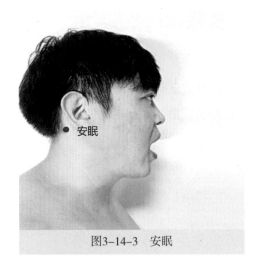

图3-14-3　安眠

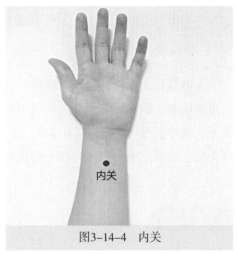

图3-14-4　内关

心胆气虚

1. 症状

心悸胆怯，善惊多恐，夜寐多梦易惊，舌淡苔薄，脉弦细。

2. 拔罐方法

【取穴】心俞、胆俞、丘墟、安眠、内关。

【定位】心俞：第5胸椎棘突下旁开1.5寸（图3-14-5）。

　　　　胆俞：第10胸椎棘突下旁开1.5寸（图3-14-5）。

　　　　丘墟：外踝前下缘凹陷处（图3-14-6）。

　　　　安眠：翳风与风池连线中点（图3-14-7）。

　　　　内关：前臂前区，掌后第1横纹上2寸，两筋之间（图3-14-8）。

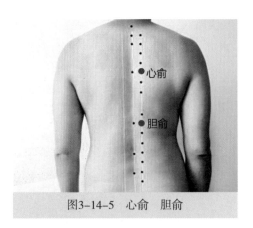

图3-14-5　心俞　胆俞

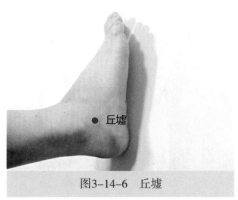

图3-14-6　丘墟

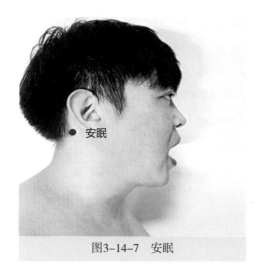

图3-14-7　安眠

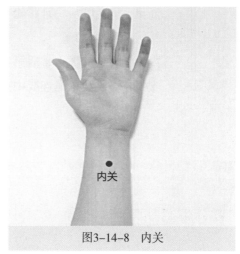

图3-14-8　内关

【操作】单纯拔罐，每个穴位留罐10分钟。隔日1次，10次为1个疗程。

阴虚火旺

1. 症状

心烦不寐，或时寐时醒，手足心热，头晕耳鸣，心悸，健忘，颧红潮热，口干少津，舌红少苔，脉细数。

2. 拔罐方法

【取穴】太冲、太溪、涌泉、内关、安眠。

【定位】太冲：足背侧，第1、2跖骨间凹陷处（图3-14-9）。

太溪：内踝尖与跟腱间的凹陷中（图3-14-10）。

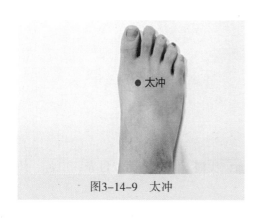

图3-14-9　太冲

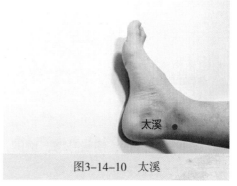

图3-14-10　太溪

涌泉：足底第2、3趾蹼缘与足跟连线的前1/3与后2/3交点凹陷中（图
　　　3-14-11）。

内关：前臂前区，掌后第1横纹上2寸，两筋之间（图3-14-12）。

安眠：翳风与风池连线中点（图3-14-13）。

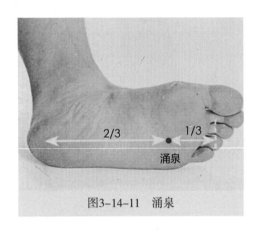

图3-14-11　涌泉

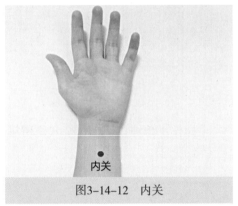

图3-14-12　内关

【操作】单纯拔罐，每个穴位留罐
　　　10分钟。隔日1次，10次
　　　为1个疗程。

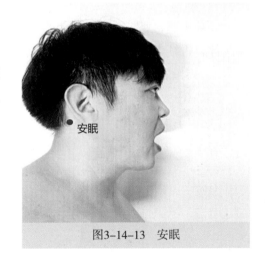

图3-14-13　安眠

肝郁化火

1. 症状

心烦不能入睡，烦躁易怒，胸闷，胁痛，头痛，眩晕，面红目赤，口苦，便秘，尿黄，舌红苔黄，脉弦数。

2. 拔罐方法

【取穴】行间、太冲、安眠、内关。

【定位】行间：足背第1、2趾间，趾蹼缘后方赤白肉际处（图3-14-14）。

太冲：足背侧，第1、2跖骨间凹陷处（图3-14-15）。

安眠：翳风与风池连线中点（图3-14-16）。

内关：前臂前区，掌后第1横纹上2寸，两筋之间（图3-14-17）。

【操作】单纯拔罐，每个穴位留罐10分钟。隔日1次，10次为1个疗程。

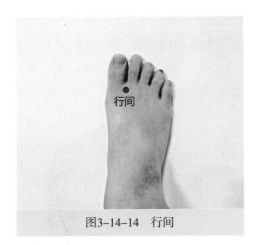

图3-14-14　行间

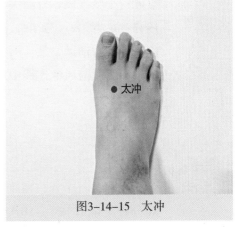

图3-14-15　太冲

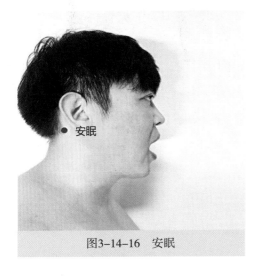

图3-14-16　安眠

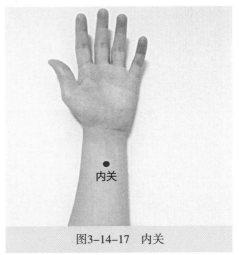

图3-14-17　内关

痰热内扰

1. 症状

睡眠不安，心烦懊恼，胸闷脘痞，口苦痰多，头晕目眩，舌红，苔黄腻，脉滑数。

2. 拔罐方法

【取穴】中脘、丰隆、内庭、内关、安眠。

【定位】中脘：上腹部，脐中上4寸，前正中线上（图3-14-18）。

丰隆：小腿外侧，外踝尖上8寸，胫骨前肌外缘（图3-14-19）。

内庭：足背第2、3趾间，趾蹼缘后方赤白肉际处（图3-14-20）。

内关：前臂前区，掌后第1横纹上2寸，两筋之间（图3-14-21）。

安眠：翳风与风池连线中点（图3-14-22）。

【操作】单纯拔罐，每个穴位留罐10分钟。隔日1次，10次为1个疗程。

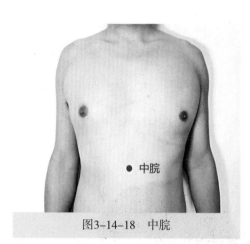

图3-14-18 中脘

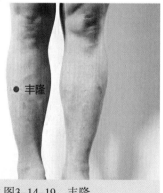

图3-14-19 丰隆

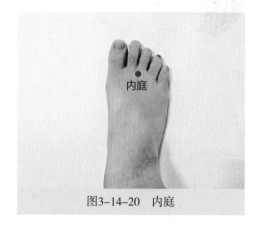

图3-14-20 内庭

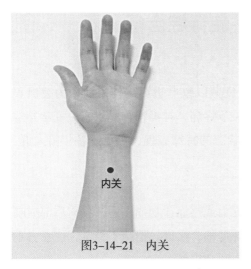

图3-14-21　内关

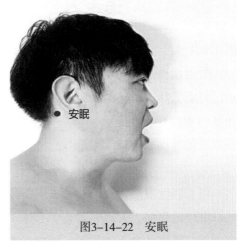

图3-14-22　安眠

小贴士

（1）西医安眠药物存在一定毒副作用，拔罐期间，宜尽量避免服用安眠药物或逐渐减少剂量，避免情绪紧张，释放思想压力。长期失眠可导致高血压等心脑血管疾病，必要时应前往医院就诊。

（2）拔罐以睡前2小时，安静状态下操作为宜，结束后避免接触电脑、手机等电子产品，可通过阅读书籍、画册，或聆听轻音乐，或打坐冥想放松身心。睡前可喝杯热牛奶安神，忌过饱过饥，忌服烟酒、浓茶、咖啡等刺激物，即所谓"胃不和则卧不安"。

第十五节　慢性疲劳综合征

慢性疲劳综合征是一种长期身心极度疲劳以致严重影响体力活动为突出表现，伴有低热、淋巴结肿痛、肌肉酸痛、关节疼痛、神经精神症状、免疫学异常和其他非特异表现的疾病，是一种亚健康状态的特殊表现，可见于各年龄人群。证以肝郁脾虚，心肾不交为主。

1. 症状

可有轻度发热，头晕目眩，肌肉疲乏无力或疼痛，咽痛不适，颈前后部或咽峡部淋巴结疼痛，失眠，健忘，心悸，精神抑郁，焦虑，情绪不稳定，注意力不集中等，卧床休息不能缓解，影响正常的生活和工作。

2. 拔罐方法

【取穴】心俞、肝俞、脾俞、肾俞、印堂。

【定位】心俞：第5胸椎棘突下，旁开1.5寸（图3-15-1）。

　　　　肝俞：第9胸椎棘突下，旁开1.5寸（图3-15-1）.

　　　　脾俞：第11胸椎棘突下，旁开1.5寸（图3-15-1）。

　　　　肾俞：第2腰椎棘突下，旁开1.5寸（图3-15-1）。

　　　　印堂：两眉头连线中点（图3-15-2）。

【操作】单纯拔罐，每个穴位留罐10分钟。隔日1次，10次为1个疗程。

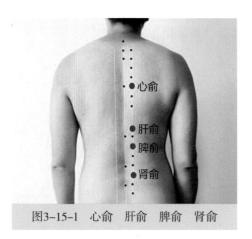

图3-15-1　心俞　肝俞　脾俞　肾俞

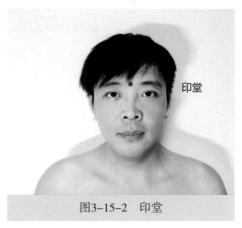

图3-15-2　印堂

小贴士

（1）慢性疲劳综合征以神经系统疲劳、心血管疲劳、骨骼肌系统疲劳为主，严重时应到医院就诊，排除肿瘤、自身免疫性疾病、慢性精神疾病、神经肌肉疾病、内分泌疾病等可能。

（2）慢性疲劳综合征为劳役过度、情志内伤或复感外邪，肝、脾、肾功能失调所致。可配合饮食疗法，补充维生素和矿物质等必需的营养物质；必要时服中药及西医抗抑郁药、免疫增强剂等。

第十六节　单纯性肥胖症

单纯性肥胖症主要指因机体内热量的摄入大于消耗，造成脂肪在体内积聚过多，导致体重超常的疾病。我国成人的肥胖标准：正常体重指数BMI=［体重（kg）÷身高²（m²）］=18.5~23.9，大于或等于24为超重；大于或等于28为肥胖。根据标准，亚太地区腰围男≥90cm，女≥80cm为腹型肥胖标准。一般分为痰湿闭阻、胃肠腑热、肝郁气滞、脾肾阳虚四种证型。

痰湿闭阻

1. 症状

肥胖以面、颈部为甚，按之松弛，头身沉重，心悸气短，胸腹满闷，嗜睡懒言，口黏纳呆，大便黏滞不爽，间或便溏，小便如常或尿少，身肿，舌胖大而淡、边有齿痕，苔腻，脉滑或细缓无力。

2. 拔罐方法

【取穴】天枢、气海、阴陵泉、丰隆、三阴交、足三里。

【定位】天枢：腹部平脐，前正中线旁开2寸（图3-16-1）。

气海：腹部前正中线，脐下1.5寸（图3-16-1）。

阴陵泉：小腿内侧，胫骨内侧髁下缘与胫骨内侧缘间的凹陷中（图3-16-2）。

丰隆：小腿外侧，外踝尖上8寸，胫骨前肌外缘（图3-16-3）。

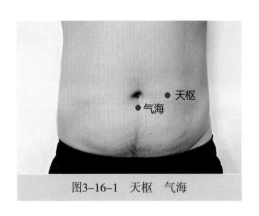

图3-16-1　天枢　气海

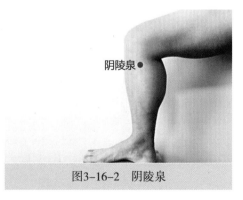

图3-16-2　阴陵泉

三阴交：小腿内侧，内踝尖上3寸，胫骨内侧缘后际（图3-16-4）。
足三里：小腿外侧，外膝眼下3寸（图3-16-5）。

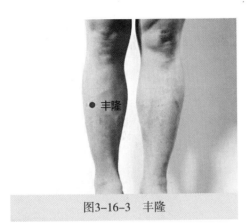

图3-16-3 丰隆

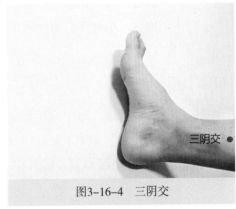

图3-16-4 三阴交

【操作】单纯拔罐，每个穴位留罐
10分钟。隔日1次，10次
为1个疗程。

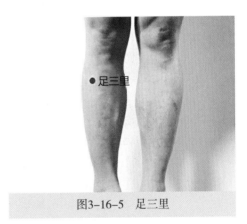

图3-16-5 足三里

胃肠腑热

1. 症状

体质肥胖，上下匀称，按之结实，消谷善饥，食欲亢进，口干欲饮，怕热多汗，急躁易怒，腹胀便溏，小便短黄，舌质红，苔黄腻，脉滑有力。

2. 拔罐方法

【取穴】合谷、上巨虚、下巨虚、天枢、曲池、内庭。

【定位】合谷：手背第1、2掌骨间，第2掌骨桡侧缘的中点（图3-16-6）。

上巨虚：小腿外侧，犊鼻下6寸，犊鼻与解溪连线上（图3-16-7）。

下巨虚：小腿外侧，犊鼻下9寸，犊鼻与解溪连线上（图3-16-7）。

天枢：腹部平脐，前正中线旁开2寸（图3-16-8）。

曲池：90°屈肘，肘横纹外侧端凹陷中（图3-16-9）。

内庭：足背第2、3趾间，趾蹼缘后方赤白肉际处（图3-16-10）。

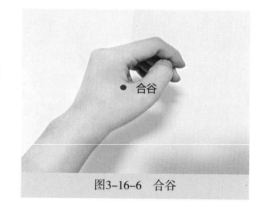

图3-16-6　合谷

【操作】单纯拔罐，每个穴位留罐10分钟。隔日1次，10次为1个疗程。

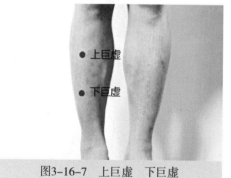

图3-16-7　上巨虚　下巨虚

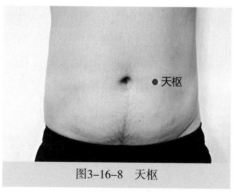

图3-16-8　天枢

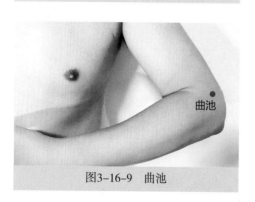

图3-16-9　曲池

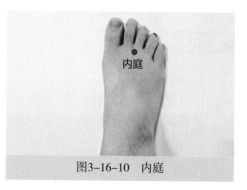

图3-16-10　内庭

肝郁气滞

1. 症状

胸胁胀满，连及乳房和脘腹，时有微痛，走窜不定，每因情志变化而增减，喜叹息，得嗳气或矢气则舒，纳呆食少，苔薄白，脉弦。

2. 拔罐方法

【取穴】期门、中脘、天枢、太冲。

【定位】期门：第6肋间隙，前正中线旁开4寸，乳下第2肋（图3-16-11）。

中脘：上腹部，脐中上4寸，前正中线上（图3-16-11）。

天枢：腹部平脐，前正中线旁开2寸（图3-16-11）。

太冲：足背侧，第1、2跖骨间凹陷处（图3-16-12）。

【操作】单纯拔罐，每个穴位留罐10分钟。隔日1次，10次为1个疗程。

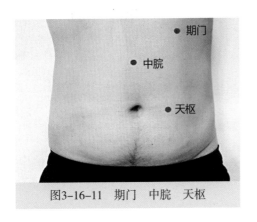

图3-16-11　期门　中脘　天枢

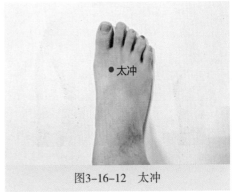

图3-16-12　太冲

脾肾阳虚

1. 症状

尿频，小便多，肢体倦怠，腰腿酸软，面足浮肿，纳差腹胀，大便溏薄，舌淡苔白，脉沉细无力。

2. 拔罐方法

【取穴】天枢、气海、脾俞、肾俞、足三里。

【定位】天枢：腹部平脐，前正中线旁开2寸（图3-16-13）。

气海：下腹部，脐中下1.5寸，前正中线上（图3-16-13）。

脾俞：第11胸椎棘突下，旁开1.5寸（图3-16-14）。

肾俞：第2腰椎棘突下，旁开1.5寸（图3-16-14）。

足三里：小腿前外侧，外膝眼下3寸（图3-16-15）。

【操作】单纯拔罐，每个穴位留罐
10分钟。隔日1次，10次
为1个疗程。

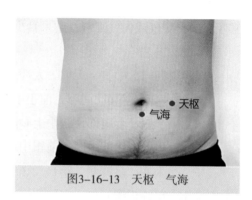

图3-16-13　天枢　气海

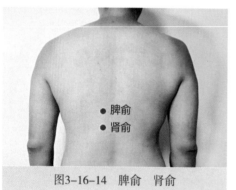

图3-16-14　脾俞　肾俞

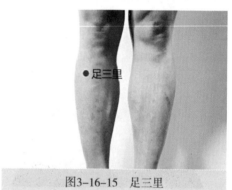

图3-16-15　足三里

小贴士

（1）减肥切忌急功近利，最多1个月减4kg，每周减1kg，否则会
导致女性月经周期的异常；用绝食的方式减肥容易导致厌食症，
且体重易反弹；肥胖可因内分泌-代谢障碍、水钠潴留等导致，
如多囊卵巢等；若肥胖长期得不到控制应前往医院查明肥胖原
因，从根本解决问题。

（2）改变不良的饮食、生活习惯。合理规划饮食，饮食宜清淡，
少食或不食肥甘厚腻及煎炸之品，用餐时须细嚼慢咽，改掉吃零
食的习惯，晚上8点以后应禁食；坚持体育锻炼，如瑜伽、慢跑、
游泳等有氧运动协助减肥。

第十七节　高血压病

高血压病是以动脉血压增高为表现的一种临床综合征，主要症状为头痛、眩晕、心烦等，严重时可有恶心、呕吐、剧烈头痛、视力模糊等症状。中医学多把此病与"眩晕""头痛"相联系，故有因风、因痰、因火、因瘀、因虚等之论。

肝火上炎

1. 症状

头晕且痛，目赤口苦，胸胁胀满，烦躁易怒，舌红，苔黄腻，脉弦。

2. 拔罐方法

【取穴】肝俞、胆俞、太冲、曲池。

【定位】肝俞：第9胸椎棘突下，旁开1.5寸（图3-17-1）。

胆俞：第10胸椎棘突下，旁开1.5寸（图3-17-1）。

太冲：足背侧，第1、2跖骨间凹陷处（图3-17-2）。

曲池：在肘区，极度屈肘，肘横纹桡侧端凹陷中（图3-17-3）。

【操作】单纯拔罐，先闪罐再留罐，每个穴位留罐5~10分钟。1日1次，10次为1个疗程。平时可按揉太冲穴。

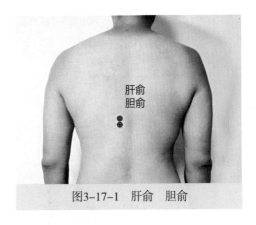

图3-17-1　肝俞　胆俞

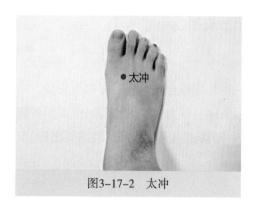

图3-17-2 太冲

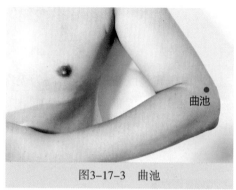

图3-17-3 曲池

痰浊上扰

1. 症状

眩晕，头重昏蒙，或伴视物旋转，胸闷恶心，呕吐痰涎，食少寐多，舌苔白腻，脉濡滑。

2. 拔罐方法

【取穴】脾俞、足三里、中脘、丰隆。

【定位】脾俞：第11胸椎棘突下，旁开1.5寸（图3-17-4）。

足三里：小腿外侧，外膝眼下3寸（图3-17-5）。

中脘：上腹部，脐中上4寸，前正中线上（图3-17-6）。

丰隆：小腿外侧，外踝尖上8寸，胫骨前肌外缘（图3-17-7）。

【操作】单纯拔罐，先闪罐再留罐，每个穴位留罐5~10分钟。1日1次，10次为1个疗程。

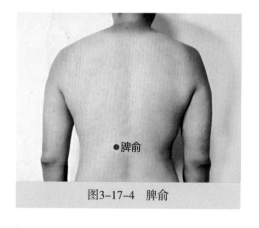

图3-17-4 脾俞

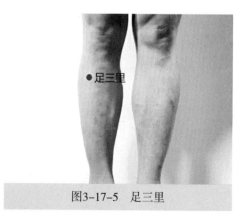

图3-17-5 足三里

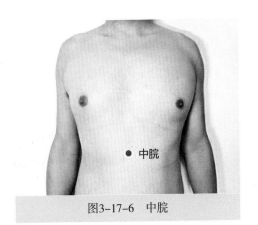

图3-17-6　中脘

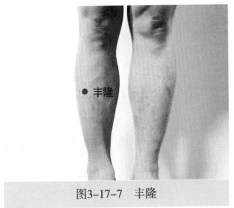

图3-17-7　丰隆

肝肾阴虚

1. 症状

头晕眼花，耳鸣，眼干涩，失眠多梦，腰膝酸软，足跟痛，夜尿频，精神萎靡，记忆减退，舌淡苔白，脉沉或脉弱。

2. 拔罐方法

【取穴】肝俞、肾俞、太溪、三阴交。

【定位】肝俞：第9胸椎棘突下，旁开1.5寸（图3-17-8）。

　　　　肾俞：第2腰椎棘突下，旁开1.5寸（图3-17-8）。

　　　　太溪：内踝尖与跟腱之间的凹陷中（图3-17-9）。

　　　　三阴交：小腿内侧，内踝尖上3寸，胫骨内侧缘后际（图3-17-10）。

【操作】单纯拔罐，先闪罐再留罐，每个穴位留罐5～10分钟。1日1次，10次为1个疗程。

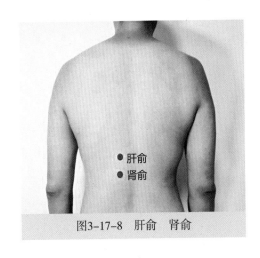

图3-17-8　肝俞　肾俞

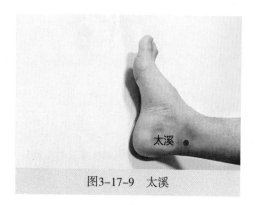

图3-17-9 太溪

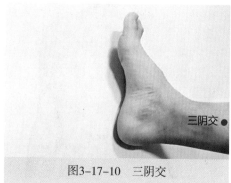

图3-17-10 三阴交

小贴士

（1）拔罐作为高血压病的辅助疗法，可用于血压控制稳定的情况下改善循环，如血压控制不佳，要及时就医。

（2）高血压病人要保持心情舒畅，饮食清淡，食疗配合药物治疗效果更佳。

第十八节　糖尿病

糖尿病为一种最常见的内分泌代谢疾病，具有遗传易感性。临床表现为多尿、多饮、多食、体重下降、乏力、视力下降等。本病属中医学的"消渴"范畴。根据病位辨证分型主要分为上消、中消和下消。

上消

1. 症状

口渴多饮，口舌干燥，尿量频多，烦热多汗，舌边尖红，苔薄黄，脉洪数。

2. 拔罐方法

【取穴】大椎、肺俞、三焦俞。

【定位】大椎：第7颈椎棘突下凹陷中，后正中线上（图3-18-1）。

　　　　肺俞：第3胸椎棘突下，旁开1.5寸（图3-18-1）。

　　　　三焦俞：第1腰椎棘突下，旁开1.5寸（图3-18-1）。

【操作】单纯拔罐，先闪罐再留罐，每个穴位留罐5~10分钟。隔日1次，10次为1个疗程。

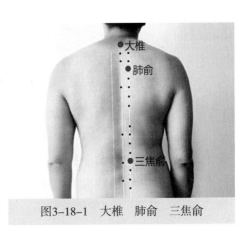

图3-18-1　大椎　肺俞　三焦俞

中消

1. 症状

多食易饥，口渴，尿多，形体消瘦，大便干燥，苔黄，脉滑实有力。

2. 拔罐方法

【取穴】脾俞、胃俞、三焦俞、胰俞。

【定位】脾俞：第11胸椎棘突下，旁开1.5寸（图3-18-2）。

　　　　胃俞：第12胸椎棘突下，旁开1.5寸（图3-18-2）。

　　　　三焦俞：第1腰椎棘突下，旁开1.5寸（图3-18-2）。

　　　　胰俞：第8胸椎棘突下，旁开1.5寸（图3-18-2）。

【操作】单纯拔罐，先闪罐再留
　　　　罐，每个穴位留罐5～10
　　　　分钟。隔日1次，10次为1
　　　　个疗程。

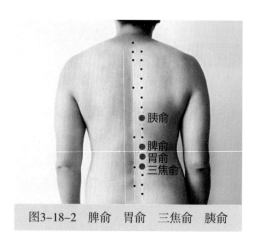

图3-18-2　脾俞　胃俞　三焦俞　胰俞

下消

1. 症状

尿频量多，浑浊如脂膏，或尿甜，腰膝酸软，乏力，头晕耳鸣，口干唇燥，皮肤干燥，瘙痒，舌红苔少，脉细数。

2. 拔罐方法

【取穴】太溪、肾俞、胰俞、肝俞。

【定位】太溪：内踝尖与跟腱之间的凹陷中（图3-18-3）。

　　　　肾俞：第2腰椎棘突下，旁开1.5寸（图3-18-4）。

　　　　胰俞：第8胸椎棘突下，旁开1.5寸（图3-18-4）。

　　　　肝俞：第9胸椎棘突下，旁开1.5寸（图3-18-4）。

【操作】单纯拔罐，先闪罐再留罐，每个穴位留罐5～10分钟。隔日1次，10
　　　　次为1个疗程。

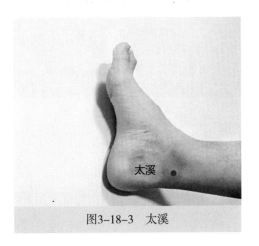

图3-18-3　太溪

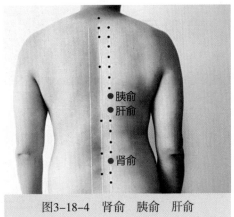

图3-18-4　肾俞　胰俞　肝俞

小贴士

（1）拔罐可辅助治疗糖尿病，对其并发症也有很好的疗效，但在拔罐的同时，主要以针刺及药物治疗为主。

（2）病人应严格控制饮食，低盐低脂，多食粗粮和蔬菜，适当体育锻炼。

第四章

骨科疾病

第一节　落枕

落枕是一种以急性单纯性颈项部强痛、活动受限为主要临床表现的疾病。本病多因睡眠姿势不当，或枕头高低不适，或颈部扭伤，或风寒侵袭项背，气血不和，筋脉拘急而致病，多见于成年人。中老年病人的反复落枕往往是颈椎病变的反映。本病以气滞寒凝为主要证型。

气滞寒凝

1. 症状

早晨起床后，突然一侧颈项强痛，不能俯仰转侧。疼痛可向同侧肩背及上肢扩散。局部肌肉痉挛，压痛明显，但无红肿。

2. 拔罐方法

【取穴】风池、大椎、肩井、风门、承山。

【定位】风池：在项部枕骨下，胸锁乳突肌与斜方肌上端之间的凹陷处（图4-1-1）。

大椎：第7颈椎棘突下凹陷中，后正中线上（图4-1-2）。

肩井：第7颈椎棘突下与肩峰最外侧点连线的中点（图4-1-3）。

风门：第2胸椎棘突下，后正中线旁开1.5寸（图4-1-3）。

承山：小腿后方，腓肠肌内、外侧头分开处（图4-1-4）。

【操作】单纯拔罐，每个穴位留罐3～6分钟，也可沿着上斜方肌的方向走罐。

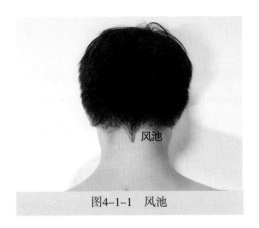

图4-1-1 风池

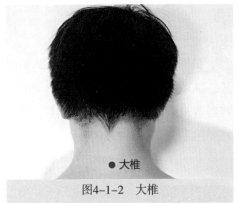

图4-1-2 大椎

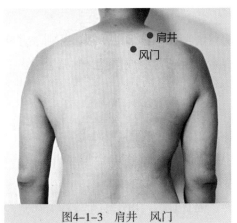

图4-1-3 肩井 风门

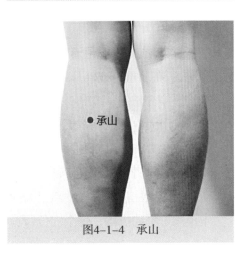

图4-1-4 承山

小贴士

（1）落枕初起24小时内忌按揉，以免刺激炎症物质的分泌，加重肿胀及疼痛程度。轻者1～3日可自行恢复，反复落枕者应考虑颈椎病变的可能，及时到医院就诊，行颈椎X线等检查。

（2）枕头高低软硬要适宜，注意颈肩部的保暖，睡前关窗，不可贪凉而使风寒外袭。

第二节　颈椎病

颈椎病又称"颈椎综合征"，是因增生性颈椎炎、颈椎间盘脱出及颈椎间关节、韧带等组织的退行性改变，刺激和压迫颈神经根、脊髓、椎动脉和颈部交感神经等出现的一系列综合证候群。好发于40~60岁的中老年人。本病一般分为风寒闭阻、劳伤瘀血、肝肾亏虚三种证型。

风寒闭阻

1. 症状

夜寐露肩或久卧湿地而致颈强脊痛，肩臂酸楚，颈部活动受限，甚则手臂麻木发冷，遇寒加重，或伴形寒怕冷，全身酸楚，舌苔薄白或白腻，脉弦紧。

2. 拔罐方法

【取穴】大椎、风门、天柱。

【定位】大椎：第7颈椎棘突下凹陷中，后正中线上（图4-2-1）。

　　　　风门：第2胸椎棘突下，后正中线旁开1.5寸（图4-2-1）。

　　　　天柱：后发际中点上0.5寸、旁开1.3寸（图4-2-2）。

【操作】单纯拔罐，每个穴位留罐6分钟。隔日1次，10次为1个疗程。

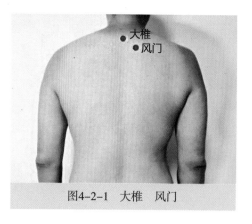

图4-2-1　大椎　风门

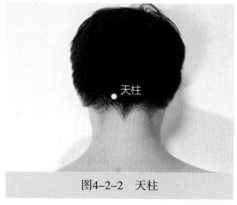

图4-2-2　天柱

劳伤瘀血

1. 症状

有外伤史或久坐低头职业者，颈项、肩臂刺痛，可放射至前臂，手指麻木，劳累后加重，项部僵直或肿胀，活动不利，肩胛冈上下窝及肩峰有压痛，舌紫暗有瘀点，脉涩。

2. 拔罐方法

【取穴】膈俞、合谷、太冲、大椎、天柱。

【定位】膈俞：第7胸椎棘突下，旁开1.5寸（图4-2-3）。

合谷：手背第1、2掌骨间，第2掌骨桡侧缘的中点（图4-2-4）。

太冲：足背侧，第1、2跖骨间凹陷处（图4-2-5）。

大椎：第7颈椎棘突下凹陷中，后正中线上（图4-2-6）。

天柱：后发际中点上0.5寸、旁开1.3寸（图4-2-7）。

【操作】单纯拔罐，每个穴位留罐6分钟。隔日1次，10次为1个疗程。

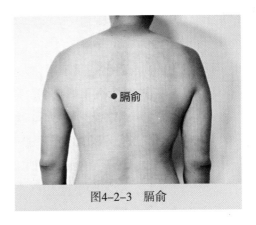

图4-2-3　膈俞

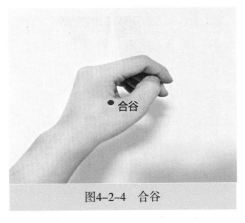

图4-2-4　合谷

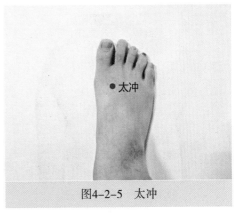

图4-2-5　太冲

85

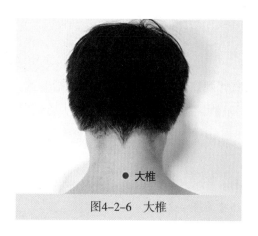

图4-2-6 大椎

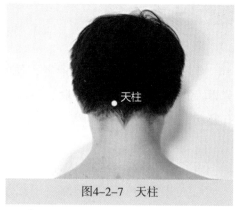

图4-2-7 天柱

肝肾亏虚

1. 症状

颈项、肩臂疼痛，四肢麻木乏力，伴头晕眼花、耳鸣、腰膝酸软、遗精、月经不调，舌红少苔，脉细弱。

2. 拔罐方法

【取穴】肝俞、肾俞、足三里、大椎、天柱。

【定位】肝俞：第9胸椎棘突下，旁开1.5寸（图4-2-8）。

肾俞：第2腰椎棘突下，旁开1.5寸（图4-2-8）。

足三里：小腿外侧，外膝眼下3寸（图4-2-9）。

大椎：第7颈椎棘突下凹陷中，后正中线上（图4-2-10）。

天柱：后发际中点上0.5寸、旁开1.3寸（图4-2-11）。

【操作】单纯拔罐，每个穴位留罐6分钟。隔日1次，10次为1个疗程。

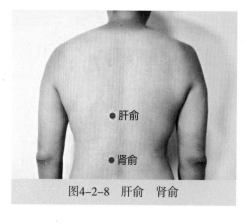

图4-2-8 肝俞 肾俞

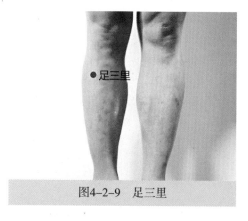

图4-2-9 足三里

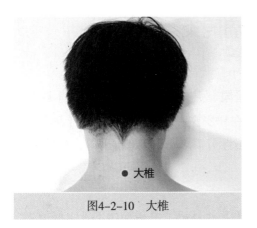

图4-2-10 大椎

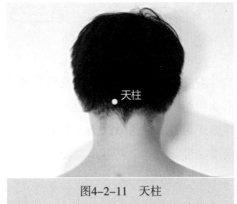

图4-2-11 天柱

（1）本节介绍以颈型颈椎病、神经根型颈椎病为主，脊髓型颈椎病出现脚踩棉花感和经常摔倒症状时应上医院就诊，必要时行手术治疗。

（2）可以沿两侧颈夹脊走罐，忌长期伏案或低头工作、看手机等，每隔1小时左右应做颈部活动，或自我按摩，如用下巴写米字；注意颈部保暖，避免风寒之邪侵袭。

第三节 肩周炎

肩周炎指肩部酸重疼痛及肩关节活动受限、强直的临床综合征，为肩关节周围软组织的退行性、无菌性病变，多发生在50岁左右，故又称为"五十肩"，女性多于男性。中医学认为其为肩部外伤、慢性劳损、感受风寒湿邪等，导致气血瘀滞、经脉失养、筋脉拘急而发病。

1. 症状

本病早期以剧烈疼痛为主，单侧或双侧肩部酸痛，并可向颈部及上肢放射，日轻夜重，手指麻胀，后期以肩部功能障碍为主，肩关节呈不同程度僵直，手臂上举、前伸、外旋、后伸等动作受限，病程日久可出现肌肉萎缩。

2. 拔罐方法

【取穴】肩髃、肩贞、肩井、天宗、中平、阿是穴。

【定位】肩髃：屈臂外展，肩峰外侧缘前端凹陷处（图4-3-1）。

肩贞：腋后纹头直上1寸（图4-3-1）。

肩井：第7颈椎棘突下与肩峰最外侧点连线的中点（图4-3-1）。

天宗：肩胛冈中点与肩胛骨下角连线上1/3与下2/3交点凹陷处（图4-3-1）。

中平：足三里下1寸，即外膝眼下4寸（图4-3-2）。

阿是穴：肩关节附近疼痛处。

【操作】单纯拔罐，每个穴位留罐6分钟。隔日1次，10次为1个疗程。

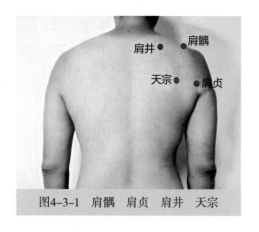

图4-3-1 肩髃 肩贞 肩井 天宗

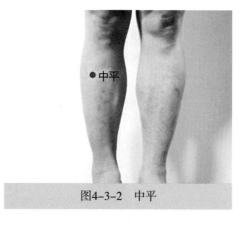

图4-3-2 中平

小贴士

（1）肩部疼痛应排除肩关节结核、肿瘤、骨折、脱臼等疾病，并与颈椎病、内脏病等引起的牵涉痛相鉴别，如老年人左肩痛须考虑心绞痛的可能，右肩痛可能是胆结石导致等。

（2）肩周炎为肩关节周围组织黏连，拔罐配合针灸治疗的同时，自主锻炼及被动锻炼也是必不可少的环节，如每日做手臂"爬墙"2～3次等，另外须注意肩部保暖，避免风寒。

第四节　网球肘

网球肘又称肱骨外上髁炎，多因前臂旋转用力不当引起肱骨外上髁桡侧伸肌腱附着处劳损，为常见的肘部慢性损伤。常见于从事旋前、屈伸肘关节和肘部长期受震荡者的劳动者，如网球运动员、打字员、木工、钳工、矿工等，男女比例为3∶1。中医学认为是肘部气血阻滞不畅，经气不通所致。

1. 症状

肘关节外侧逐渐出现疼痛，握物无力，用力握拳及作前臂旋转动作，如拧毛巾时疼痛加剧，严重时疼痛可向前臂或肩臂部放射。肘关节活动正常，局部红肿不明显。在肘部可有一局限而敏感的压痛点，在腕关节背伸时于手背加压可引起疼痛。

2. 拔罐方法

【取穴】曲池、肘髎、手三里、阿是穴。

【定位】曲池：90°屈肘，肘横纹外侧端凹陷中（图4-4-1）。

　　　　肘髎：肱骨外上髁上1寸，肱骨外缘骨边（图4-4-1）。

　　　　手三里：曲池下2寸，桡骨内侧（图4-4-2）。

　　　　阿是穴：肘关节附近疼痛处。

【操作】单纯拔罐，每个穴位留罐10分钟。隔日1次，10次为1个疗程。

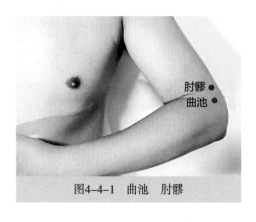

图4-4-1　曲池　肘髎

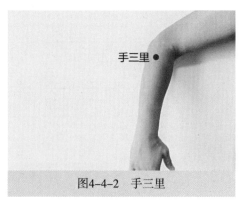

图4-4-2　手三里

（1）应避免肘部过度用力，急性发作者应绝对避免肘关节运动，注意急性损伤72小时之后才可热敷，避免炎症扩散。

（2）适当肘部锻炼，注意局部保暖，免受风寒。

第五节　腰肌劳损

腰肌劳损又称功能性腰痛、慢性腰损伤、腰臀肌筋膜炎等，是腰骶部肌肉、筋膜、韧带等软组织的慢性损伤性炎症，是腰痛的常见原因之一。疼痛可随气候变化或劳累程度变化而变化，如日间劳累加重，休息后可减轻，或时轻时重。一般分为气滞血瘀、寒湿阻滞、肝肾亏虚三种证型。

气滞血瘀

1. 症状

腰部胀痛或刺痛，痛处固定不移，俯仰转侧受限，夜间尤甚，局部肿胀、青紫，拒按，多有外伤史，舌紫暗，边有瘀斑，脉细涩。

2. 拔罐方法

【取穴】膈俞、气海俞、委中。

【定位】膈俞：第7胸椎棘突下旁开1.5寸（图4-5-1）。

　　　　气海俞：第3腰椎棘突下旁开1.5寸（图4-5-1）。

　　　　委中：腘横纹中点，股二头肌腱与半腱肌腱中间（图4-5-2）。

【操作】单纯拔罐，每个穴位留罐10分钟。隔日1次，10次为1个疗程。

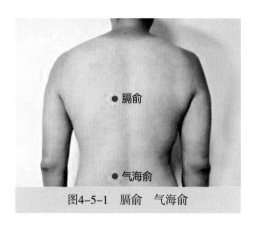

图4-5-1　膈俞　气海俞

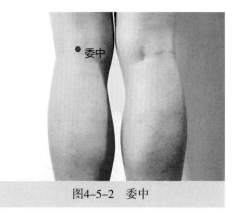

图4-5-2　委中

寒湿阻滞

1. 症状

腰冷痛伴有沉重感，转侧不利，虽经卧床休息，症状缓解不明显，迁延不愈，遇阴雨天气疼痛加重，腰部热敷后得以缓解，舌暗，苔白腻，脉弦滑。

2. 拔罐方法

【取穴】大椎、风门、脾俞、大肠俞、阴陵泉。

【定位】大椎：第7颈椎棘突下凹陷中，后正中线上（图4-5-3）。

　　　　风门：第2胸椎棘突下，后正中线旁开1.5寸（图4-5-4）。

　　　　脾俞：第11胸椎棘突下，旁开1.5寸（图4-5-5）。

　　　　大肠俞：第4腰椎棘突下，旁开1.5寸（图4-5-5）。

　　　　阴陵泉：小腿内侧，胫骨内侧髁下缘与胫骨内侧缘间的凹陷中（图4-5-6）。

【操作】单纯拔罐，每个穴位留罐10分钟。隔日1次，10次为1个疗程。

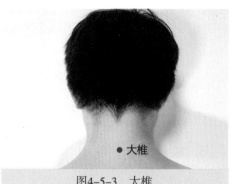

图4-5-3　大椎

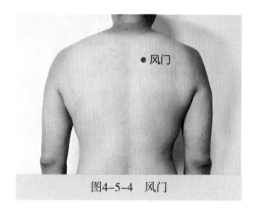

图4-5-4　风门

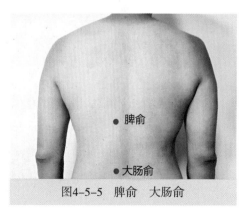

图4-5-5　脾俞　大肠俞

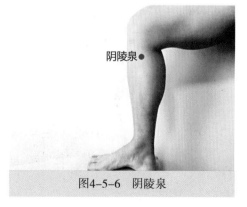

图4-5-6　阴陵泉

肝肾亏虚

1. 症状

腰痛酸软无力，晨轻暮重，劳累后加重，休息后缓解，腰部喜温喜按，捶按后感觉舒适，伴耳鸣、脱发、五心烦热、尿频遗尿等，舌红少苔，脉细数。

2. 拔罐方法

【取穴】肝俞、肾俞、秩边、三阴交、委中。

【定位】肝俞：第9胸椎棘突下，旁开1.5寸（图4-5-7）。

肾俞：第2腰椎棘突下，旁开1.5寸（图4-5-7）。

秩边：臀纹头旁开3寸（图4-5-8）。

三阴交：小腿内侧，内踝尖上3寸，胫骨内侧缘后际（图4-5-9）。

委中：腘横纹中点，股二头肌腱与半腱肌腱中间（图4-5-10）。

【操作】单纯拔罐，每个穴位留罐10分钟。隔日1次，10次为1个疗程。

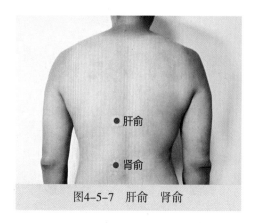

图4-5-7 肝俞 肾俞

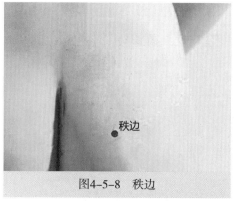

图4-5-8 秩边

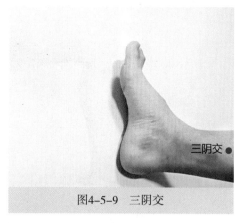

图4-5-9 三阴交

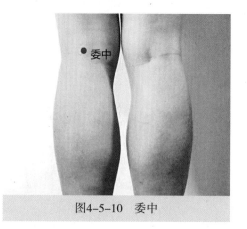

图4-5-10 委中

（1）腰肌劳损多为长期姿势不当导致。

（2）避免久坐、劳累，适当腰部锻炼牵拉腰背肌，如每晚自行完成"小燕飞"10个；避风寒。

第六节　足跟痛

足跟痛是急性或慢性损伤引起的足跟部疼痛。因职业关系长期站立于硬板地工作，自身扁平足，跑跳过多，导致足底趾筋膜、肌肉、韧带长期处于紧张状态，反复牵拉跟骨附着处，从而可引起足跟底痛。发病以中年以上人群多见。中医学认为本病是肝肾亏虚、气血失和、筋脉失养所致。一般分为气虚血瘀、肝肾亏虚两种证型。

气虚血瘀

1. 症状

足跟部肿胀，疼痛持续，不能缓解，疼痛部位固定，呈刺痛，不能站立行走，休息后不能缓解。

2. 拔罐方法

【取穴】膈俞、太冲、足三里、承山、悬钟、阿是穴。

【定位】膈俞：第7胸椎棘突下，旁开1.5寸（图4-6-1）。

太冲：足背侧，第1、2跖骨间凹陷处（图4-6-2）。

足三里：小腿外侧，外膝眼下3寸（图4-6-3）。

承山：小腿后方，腓肠肌内、外侧头分开处（图4-6-4）。

悬钟：小腿外侧，外踝尖上3寸，腓骨后缘（图4-6-5）。

阿是穴：踝关节附近疼痛处。

【操作】单纯拔罐，每个穴位留罐10分钟。隔日1次，10次为1个疗程。

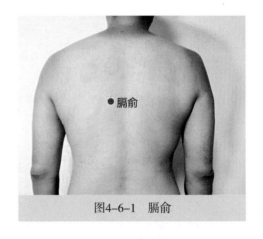

图4-6-1　膈俞

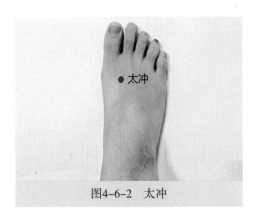

图4-6-2 太冲

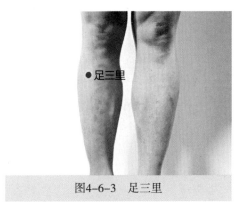

图4-6-3 足三里

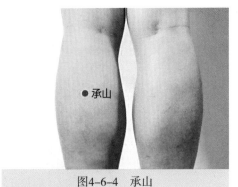

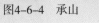

图4-6-4 承山

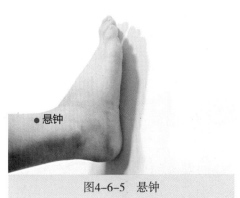

图4-6-5 悬钟

肝肾亏虚

1. 症状

足跟部肿胀疼痛，时发时止，久行、久站、劳累后疼痛明显，休息后可缓解，伴腰膝酸软，神疲乏力。

2. 拔罐方法

【取穴】太溪、昆仑、三阴交、肾俞、悬钟、阿是穴。

【定位】太溪：内踝尖与跟腱之间的凹陷中（图4-6-6）。

昆仑：外踝尖与跟腱之间的凹陷中（图4-6-7）。

三阴交：小腿内侧，内踝尖上3寸，胫骨内侧缘后际（图4-6-8）。

肾俞：第2腰椎棘突下，旁开1.5寸（图4-6-9）。

悬钟：小腿外侧，外踝尖上3寸，腓骨后缘（图4-6-10）。

阿是穴：踝关节附近疼痛处。

【操作】单纯拔罐，每个穴位留罐
　　　　10分钟。隔日1次，10次
　　　　为1个疗程。

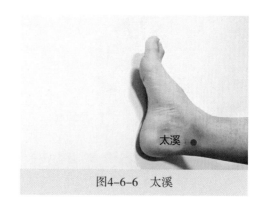

图4-6-6　太溪

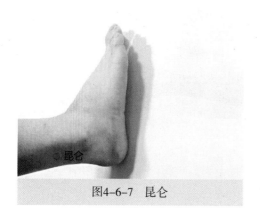

图4-6-7　昆仑

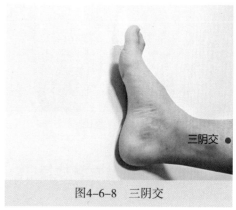

图4-6-8　三阴交

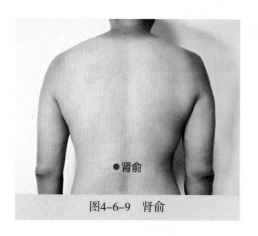

图4-6-9　肾俞

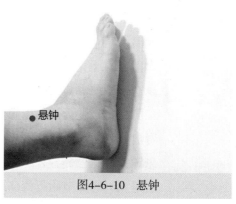

图4-6-10　悬钟

（1）急性期应注意休息，症状缓解后应减少站立和步行。

（2）拔罐选穴以悬钟、阿是穴为基础穴，随症加减，可在脚底从脚掌向脚跟方向走罐；注意休息，平时宜穿平底鞋或在鞋内放置海绵垫；注意保暖，避免风寒潮湿。

第七节　腓肠肌痉挛

　　腓肠肌痉挛是指以腓肠肌极度收缩、痉挛而出现小腿后侧强硬疼痛、足趾屈曲(趾为主)等为主要症状的一种疾病，多发生在夜间，不仅影响睡眠，而且剧烈的肌肉痉挛常可导致数天内行走困难，给病人带来极大的痛苦。本病属于中医学"痹证"的范畴，以气滞寒凝为主要证型。

　　【取穴】足三里、阳陵泉、承山、飞扬。

　　【定位】足三里：小腿外侧，外膝眼下3寸（图4-7-1）。

　　　　　　阳陵泉：小腿外侧，腓骨小头前下方凹陷处（图4-7-2）。

　　　　　　承山：小腿后方，腓肠肌内、外侧头分开处（图4-7-3）。

　　　　　　飞扬：承山穴外侧斜下1寸，腓肠肌分肉边上（图4-7-3）。

　　【操作】单纯拔罐，每个穴位留罐
　　　　　　10分钟。隔日1次，10次
　　　　　　为1个疗程。

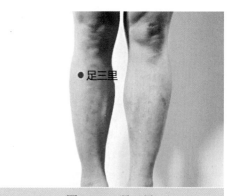

图4-7-1　足三里

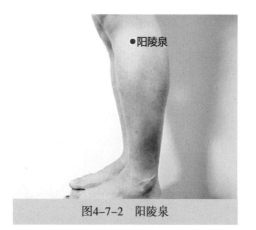

图4-7-2　阳陵泉

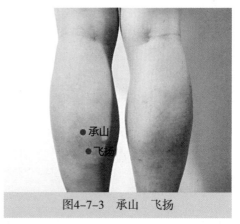

图4-7-3　承山　飞扬

（1）腓肠肌痉挛俗称"抽筋""转筋"，钙质不足者当服钙片、维生素D以补钙，当然同时需要排除缺钾的可能。

（2）若腓肠肌痉挛较严重，可拔罐健侧；多吃豆制品、海带、牛奶等补充钙质，适当锻炼，注意保暖，促进血液循环。

第五章 皮肤科疾病

第一节　神经性皮炎

神经性皮炎是一种皮肤神经功能障碍性疾病，以皮肤肥厚、皮沟加深、苔藓样改变和阵发性剧烈瘙痒为特征。精神因素为主要诱因，情绪紧张、神经衰弱、焦虑等都可促使皮损发生或复发。中医辨证一般分为血虚风燥、阴虚血燥、肝郁化火、风热蕴阻四种证型。

血虚风燥

1. 症状

丘疹融合，成片成块，表面干燥，色淡或灰白，皮纹加深，上覆鳞屑，剧烈瘙痒，夜间尤甚，女性或兼有月经不调，舌淡苔薄，脉濡细。

2. 拔罐方法

【取穴】脾俞、膈俞、风门、血海、委中、皮损局部。

【定位】脾俞：第11胸椎棘突下，旁开1.5寸（图5-1-1）。

膈俞：第7胸椎棘突下，旁开1.5寸（图5-1-1）。

风门：第2胸椎棘突下，后正中线旁开1.5寸（图5-1-1）。

血海：髌底内侧端上2寸，股内侧肌高点（图5-1-2）。

委中：腘横纹中点，股二头肌腱与半腱肌腱中间（图5-1-3）。

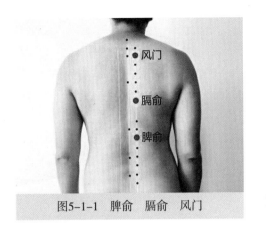

图5-1-1　脾俞　膈俞　风门

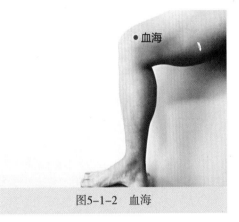

图5-1-2　血海

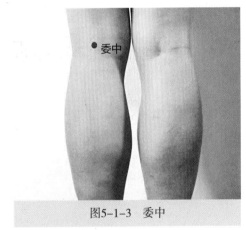

图5-1-3　委中

【操作】单纯拔罐，每个穴位留罐10分钟。隔日1次，10次为1个疗程。

阴虚血燥

1. 症状

皮损日久不退，呈淡红或灰白色，局部干燥肥厚，甚则泛发全身，剧烈瘙痒，夜间尤甚，舌红少苔，脉细数。

2. 拔罐方法

【取穴】太溪、复溜、血海、膈俞、皮损局部。

【定位】太溪：内踝尖与跟腱之间的凹陷中（图5-1-4）。

复溜：小腿内侧，太溪上2寸（图5-1-4）。

血海：髌底内侧端上2寸，股内侧肌高点（图5-1-5）。

膈俞：第7胸椎棘突下，旁开1.5寸（图5-1-6）。

【操作】单纯拔罐，每个穴位留罐
10分钟。隔日1次，10次
为1个疗程。

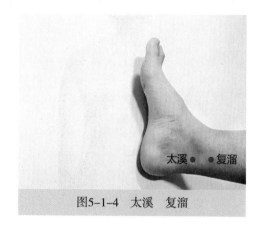

图5-1-4 太溪 复溜

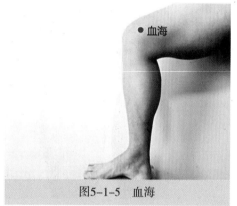

图5-1-5 血海

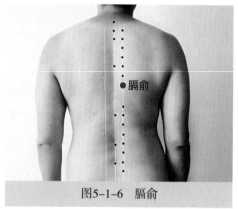

图5-1-6 膈俞

肝郁化火

1. 症状

皮损色红，心烦易怒或精神抑郁，失眠，多梦，眩晕，口苦，咽干，舌红，
脉弦数。

2. 拔罐方法

【取穴】行间、侠溪、委中、血海、皮损局部。

【定位】行间：足背第1、2趾间，趾蹼缘后方赤白肉际处（图5-1-7）。

侠溪：足背第4、5趾间，趾蹼缘后方赤白肉际处（图5-1-7）。

委中：腘横纹中点，股二头肌腱与半腱肌腱中间（图5-1-8）。

血海：髌底内侧端上2寸，股内侧肌高点（图5-1-9）。

【操作】单纯拔罐，每个穴位留罐
　　　　10分钟。隔日1次，10次
　　　　为1个疗程。

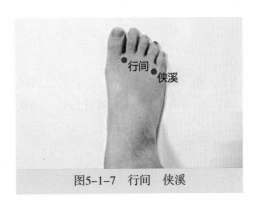

图5-1-7　行间　侠溪

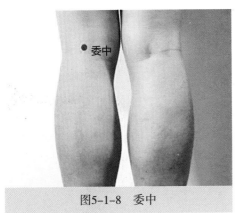

图5-1-8　委中

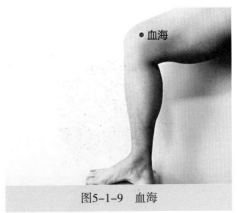

图5-1-9　血海

风热蕴阻

1. 症状

皮疹呈淡褐色，皮损成片，粗糙肥厚，阵发性剧痒，夜间尤甚，舌苔薄黄，脉浮数。

2. 拔罐方法

【取穴】曲池、大椎、血海、合谷、外关、皮损局部。

【定位】曲池：90°屈肘，肘横纹外侧端凹陷中（图5-1-10）。

　　　　大椎：第7颈椎棘突下凹陷中，后正中线上（图5-1-11）。

　　　　血海：髌底内侧端上2寸，股内侧肌高点（图5-1-12）。

　　　　合谷：手背第1、2掌骨间，第2掌骨桡侧缘的中点（图5-1-13）。

　　　　外关：腕背侧远端横纹上2寸，两骨之间（图5-1-14）。

【操作】单纯拔罐，每个穴位留罐
　　　　10分钟。隔日1次，10次
　　　　为1个疗程。

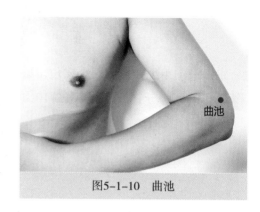

图5-1-10　曲池

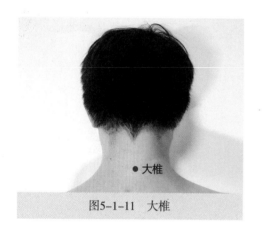

图5-1-11　大椎

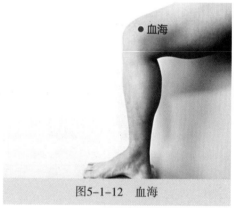

图5-1-12　血海

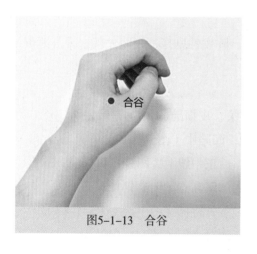

图5-1-13　合谷

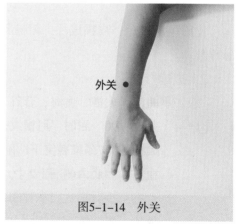

图5-1-14　外关

（1）避免过度抓挠，以防皮肤破溃，继发感染；忌热水烫洗或刺激性药物外涂。

（2）本病以血海、皮损局部为基础穴，随症加减，可在皮损局部走罐；忌服辛辣刺激性食物，少吃鱼、虾等海鲜发物，多吃蔬菜、水果，戒烟酒。

第二节　皮肤瘙痒症

皮肤瘙痒症是指皮肤无原发性损害，仅以皮肤瘙痒为主要表现的神经功能障碍性皮肤病。局限性瘙痒与局部摩擦刺激、细菌、寄生虫、神经官能症等相关，全身性瘙痒多与慢性疾病如糖尿病、尿毒症、恶性肿瘤等相关。中医辨证一般分为脾虚卫弱、肝肾亏损、气血两燔三种证型。

脾虚卫弱

1. 症状

阵发性瘙痒，遇风触冷可加剧，食欲不振，气短无力，舌淡苔白，脉细弱。

2. 拔罐方法

【取穴】血海、风市、肺俞、膈俞、脾俞。

【定位】血海：髌底内侧端上2寸，股内侧肌高点（图5-2-1）。

　　　　风市：直立垂手，掌心贴于大腿时中指所指处（图5-2-2）。

　　　　肺俞：第3胸椎棘突下，旁开1.5寸（图5-2-3）。

　　　　膈俞：第7胸椎棘突下，旁开1.5寸（图5-2-3）。

　　　　脾俞：第11胸椎棘突下，旁开1.5寸（图5-2-3）。

【操作】单纯拔罐，每个穴位留罐10分钟。隔日1次，10次为1个疗程。

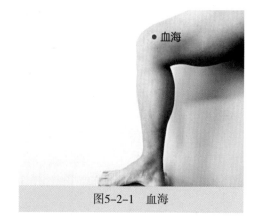

图5-2-1　血海

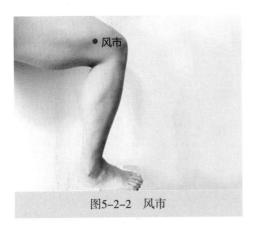

图5-2-2　风市

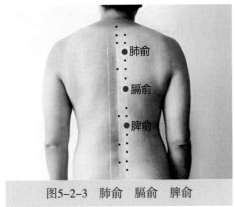

图5-2-3　肺俞　膈俞　脾俞

肝肾亏损

1. 症状

夜间瘙痒为主，皮肤干燥多屑、肥厚呈草席状，腰酸膝软，夜寐不安，舌淡苔黄，脉沉细。

2. 拔罐方法

【取穴】血海、风市、膈俞、肝俞、肾俞。

【定位】血海：髌底内侧端上2寸，股内侧肌高点（图5-2-4）。

　　　　风市：直立垂手，掌心贴于大腿时中指所指处（图5-2-5）。

　　　　膈俞：第7胸椎棘突下，旁开1.5寸（图5-2-6）。

　　　　肝俞：第9胸椎棘突下，旁开1.5寸（图5-2-6）。

　　　　肾俞：第2腰椎棘突下，旁开1.5寸（图5-2-6）。

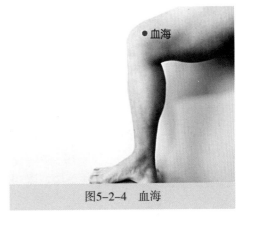

图5-2-4　血海

【操作】单纯拔罐，每个穴位留罐10分钟。隔日1次，10次为1个疗程。

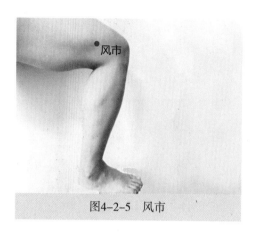

图4-2-5　风市

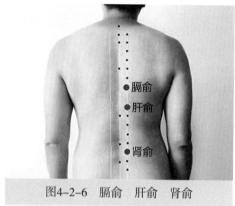

图4-2-6　膈俞　肝俞　肾俞

气血两燔

1. 症状

皮肤弥漫潮红，瘙痒剧烈，抓痕血迹斑斑，烦热口渴，小便短赤，舌红苔黄，脉数。

2. 拔罐方法

【取穴】血海、风市、大椎、膈俞、曲池、合谷。

【定位】血海：髌底内侧端上2寸，股内侧肌高点（图5-2-7）。

风市：直立垂手，掌心贴于大腿时中指所指处（图5-2-8）。

大椎：第7颈椎棘突下凹陷中，后正中线上（图5-2-9）。

膈俞：第7胸椎棘突下，旁开1.5寸（图5-2-9）。

曲池：90°屈肘，肘横纹外侧端凹陷（图5-2-10）。

合谷：手背第1、2掌骨间，第2掌骨桡侧缘的中点（图5-2-11）。

【操作】单纯拔罐，每个穴位留罐10分钟。隔日1次，10次为1个疗程。

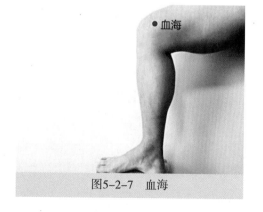

图5-2-7　血海

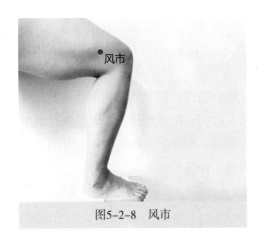

图5-2-8　风市

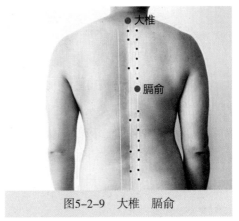

图5-2-9　大椎　膈俞

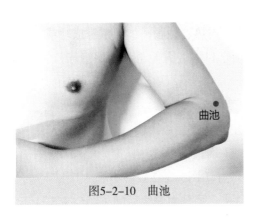

图5-2-10　曲池

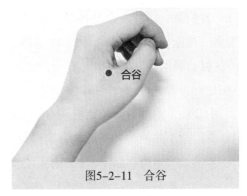

图5-2-11　合谷

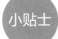

（1）避免过度抓挠，以防皮肤破溃，继发感染；避免用碱性强的肥皂洗浴，忌热水烫洗。

（2）本病以血海、风市、膈俞为基础穴，随症加减；忌服辛辣刺激性食物，少吃鱼、虾等海鲜发物，多吃蔬菜、水果，戒烟酒。

第三节　湿疹

湿疹是一种呈多形性皮疹倾向、湿润、剧烈瘙痒、易于复发和慢性化的过敏性炎症性皮肤病。好发于四肢屈侧、手、面、肛门、阴囊等处，常因接触过敏原而引发，如化学粉尘、丝织毛物、油漆、药物等，寒冷、湿热刺激也可以诱发本病。一般分为湿热浸淫、脾虚湿蕴、血虚风燥三种证型。

湿热浸淫

1. 症状

发病急，可泛发全身各部，初起皮损潮红灼热、肿胀，继而粟疹成片或水疱密集，渗液流津，瘙痒不休，伴身热、心烦、口渴、大便干、小便短赤，舌红，苔黄腻，脉滑数。

2. 拔罐方法

【取穴】曲池、水道、三阴交、大椎、皮损局部。

【定位】曲池：90°屈肘，肘横纹外侧端凹陷中（图5-3-1）。

　　　　水道：脐下3寸，前正中线旁开2寸（图5-3-2）。

　　　　三阴交：小腿内侧，内踝尖上3寸，胫骨内侧缘后际（图5-3-3）。

　　　　大椎：第7颈椎棘突下凹陷中，后正中线上（图5-3-4）。

【操作】单纯拔罐，每个穴位留罐6分钟。隔日1次，10次为1个疗程。

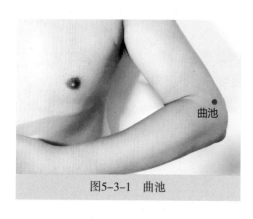

图5-3-1　曲池

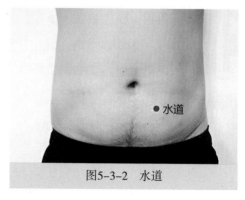

图5-3-2　水道

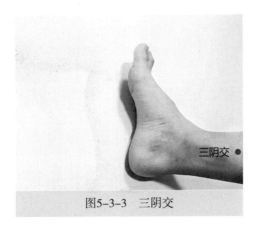

图5-3-3　三阴交

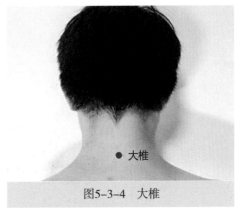

图5-3-4　大椎

脾虚湿蕴

1. 症状

发病缓慢，皮损潮红，瘙痒，抓后糜烂，可见鳞屑，伴纳少、神疲、腹胀便溏，舌淡白胖嫩、边有齿痕，苔白腻，脉濡缓。

2. 拔罐方法

【取穴】脾俞、胃俞、太白、阴陵泉、皮损局部。

【定位】脾俞：第11胸椎棘突下，旁开1.5寸（图5-3-5）。

　　　　胃俞：第12胸椎棘突下，旁开1.5寸（图5-3-5）。

　　　　太白：第1跖趾关节内侧后方，赤白肉际上（图5-3-6）。

　　　　阴陵泉：小腿内侧，胫骨内侧髁下缘与胫骨内侧缘间的凹陷中（图5-3-7）。

【操作】单纯拔罐，每个穴位留罐6分钟。隔日1次，10次为1个疗程。

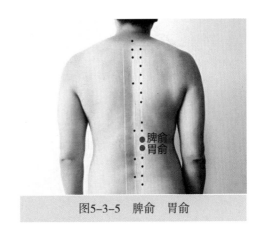

图5-3-5　脾俞　胃俞

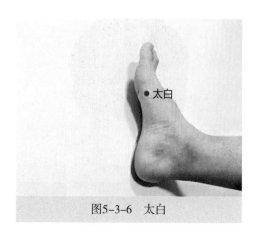

图5-3-6 太白

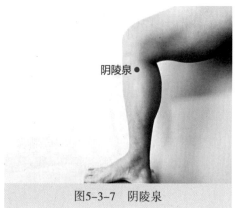

图5-3-7 阴陵泉

血虚风燥

1. 症状

病情反复发作，病程较长，皮损色暗或色素沉着，粗糙肥厚，呈苔藓样变，剧痒，皮损表面有抓痕、血痂和脱屑，伴头昏乏力、腰酸肢软、口干不欲饮，舌淡苔白，脉弦细。

2. 拔罐方法

【取穴】膈俞、肝俞、血海、阴陵泉、皮损局部。

【定位】膈俞：第7胸椎棘突下，旁开1.5寸（图5-3-8）。

肝俞：第9胸椎棘突下，旁开1.5寸（图5-3-8）。

血海：髌底内侧端上2寸，股内侧肌高点（图5-3-9）。

阴陵泉：小腿内侧，胫骨内侧髁下缘与胫骨内侧缘间的凹陷中（图5-3-10）。

【操作】单纯拔罐，每个穴位留罐6分钟。隔日1次，10次为1个疗程。

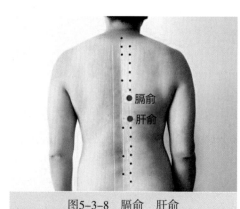

图5-3-8 膈俞 肝俞

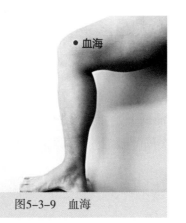

图5-3-9　血海

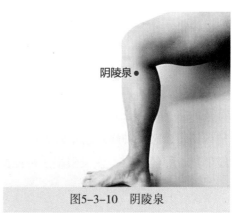

图5-3-10　阴陵泉

（1）医院检查以明确过敏原，回避致敏因素，不穿尼龙、化纤内衣和袜子；避免抓挠，忌用热水烫洗或用肥皂刺激物洗涤，挠破感染者宜配合药物外抹。

（2）局部皮损用皮肤针重叩出血后再拔罐，急性期每日1次，慢性期隔日1次；忌食鱼虾、浓茶、咖啡、酒类等刺激性食物；畅达情志，避免精神紧张，防止劳累过度。

第四节　带状疱疹

带状疱疹是由水痘–带状疱疹病毒引起的一种以簇集状丘疱疹、局部刺痛为特征的急性疱疹性皮肤病。当机体免疫功能低下，如上呼吸道感染、劳累过度、精神创伤、恶性肿瘤放射治疗或应用皮质类固醇激素等可诱发病变。一般分为肝经郁热、脾经湿热、瘀血阻络三种证型。

肝经郁热

1. 症状

皮损鲜红，疱壁紧张，灼热刺痛，口苦咽干，烦躁易怒，大便干，小便黄，苔黄，脉弦滑数。

2. 拔罐方法

【取穴】行间、太冲、侠溪、阳陵泉、夹脊、局部皮损。

【定位】行间：足背第1、2趾间，趾蹼缘后方赤白肉际处（图5-4-1）。

太冲：足背侧，第1、2跖骨间凹陷处（图5-4-1）。

侠溪：足背第4、5趾间，趾蹼缘后方赤白肉际处（图5-4-1）。

阳陵泉：小腿外侧，腓骨小头前下方凹陷处（图5-4-2）。

夹脊：感染的神经元对应脊髓的夹脊穴（图5-4-3）。

【操作】单纯拔罐，每个穴位留罐10分钟。隔日1次，10次为1个疗程。

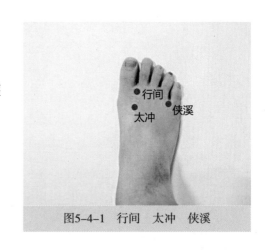

图5-4-1　行间　太冲　侠溪

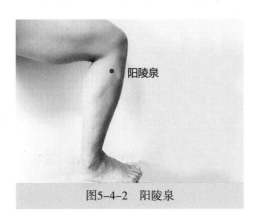

图5-4-2　阳陵泉

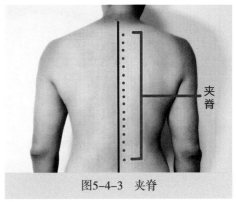

图5-4-3　夹脊

脾经湿热

1. 症状

皮损色淡，疱壁松弛，口渴不欲饮，胸脘痞满，纳差，大便时溏，舌红，苔黄腻，脉濡数。

2. 拔罐方法

【取穴】阴陵泉、支沟、三阴交、血海、夹脊、局部皮损。

【定位】阴陵泉：小腿内侧，胫骨内侧髁下缘与胫骨内侧缘间的凹陷中（图5-4-4）。

支沟：腕背侧远端横纹上3寸，尺、桡骨之间（图5-4-5）。

三阴交：小腿内侧，内踝尖上3寸，胫骨内侧缘后际（图5-4-6）。

血海：髌底内侧端上2寸，股内侧肌高点（图5-4-7）。

夹脊：感染的神经元对应脊髓的夹脊穴（图5-4-8）。

【操作】单纯拔罐，每个穴位留罐10分钟。隔日1次，10次为1个疗程。

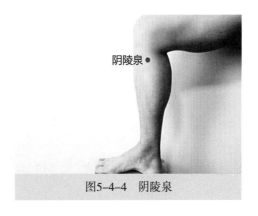

图5-4-4　阴陵泉

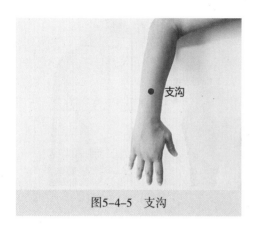

图5-4-5 支沟

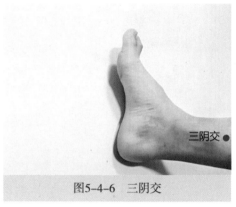

图5-4-6 三阴交

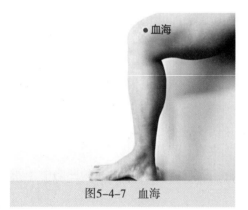

图5-4-7 血海

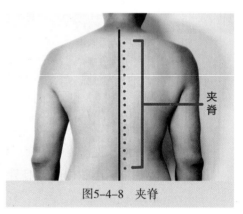

图5-4-8 夹脊

瘀血阻络

1. 症状

皮疹消退后局部仍疼痛不止，伴心烦不寐，舌紫暗，苔薄白，脉弦细。

2. 拔罐方法

【取穴】膈俞、大包、夹脊、局部皮损。

【定位】膈俞：第7胸椎棘突下，旁开1.5寸（图5-4-9）。

　　　　大包：胸外侧，第6肋间，腋中线上（图5-4-10）。

　　　　夹脊：感染的神经元对应脊髓的夹脊穴（图5-4-11）。

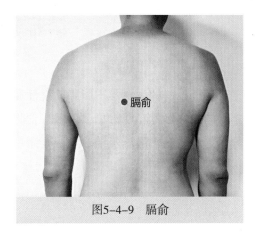

图5-4-9 膈俞

【操作】单纯拔罐，每个穴位留罐10分钟。隔日1次，10次为1个疗程。

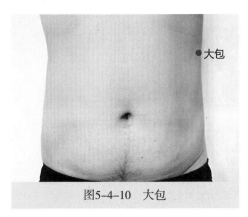

图5-4-10 大包

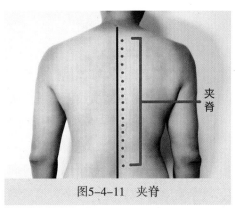

图5-4-11 夹脊

小贴士

（1）若疱疹处皮损严重，可在患处用2%龙胆紫涂擦，防止继发感染。组织病或恶性肿瘤合并本病时，应采取中西医综合治疗措施。

（2）本病以夹脊穴、局部皮损为基础；均衡饮食，不可偏嗜肥甘厚腻；适当运动锻炼，提高自身免疫力。

第五节 痤疮

痤疮是一种毛囊及皮脂腺的慢性炎症性皮肤病，好发于颜面、胸背等皮脂腺丰富的地方，青春期常见，可因过食脂肪、糖类、消化不良等因素而引发。一般分为肺经风热、湿热蕴结、痰湿凝滞三种证型。

肺经风热

1. 症状

丘疹多发于颜面、胸背上部，色红，或有痒痛，舌红，苔薄黄，脉浮数。

2. 拔罐方法

【取穴】尺泽、大椎、风门、合谷。

【定位】尺泽：肘横纹上，肱二头肌腱桡侧（图5-5-1）。

大椎：第7颈椎棘突下凹陷中，后正中线上（图5-5-2）。

风门：第2胸椎棘突下，后正中线旁开1.5寸（图5-5-3）。

合谷：手背第1、2掌骨间，第2掌骨桡侧缘的中点（图5-4）。

【操作】单纯拔罐，每个穴位留罐10分钟。隔日1次，10次为1个疗程。

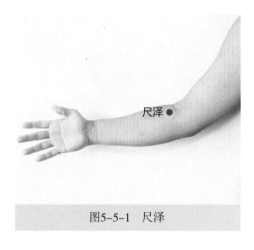

图5-5-1 尺泽

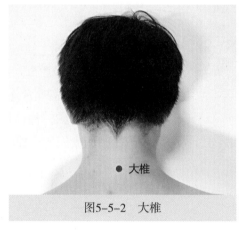

图5-5-2 大椎

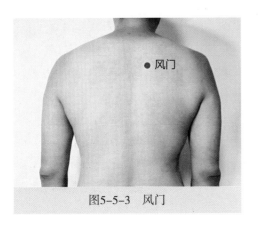

图5-5-3　风门

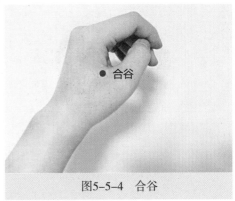

图5-5-4　合谷

湿热蕴结

1. 症状

丘疹红肿疼痛，或有脓疱，伴口臭、便秘、尿黄，舌红，苔黄腻，脉滑数。

2. 拔罐方法

【取穴】曲池、大椎、委中、阴陵泉、合谷。

【定位】曲池：90°屈肘，肘横纹外侧端凹陷中（图5-5-5）。

大椎：第7颈椎棘突下凹陷中，后正中线上（图5-5-6）。

委中：腘横纹中点，股二头肌腱与半腱肌腱中间（图5-5-7）。

阴陵泉：小腿内侧，胫骨内侧髁下缘与胫骨内侧缘间的凹陷中（图5-5-8）。

合谷：手背第1、2掌骨间，第2掌骨桡侧缘的中点（图5-5-9）。

【操作】单纯拔罐，每个穴位留罐10分钟。隔日1次，10次为1个疗程。

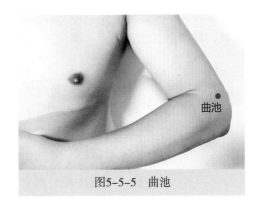

图5-5-5　曲池

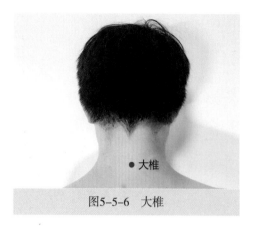

图5-5-6 大椎

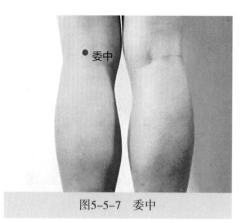

图5-5-7 委中

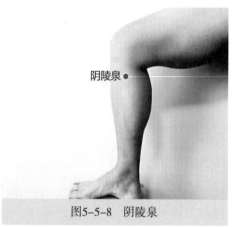

图5-5-8 阴陵泉

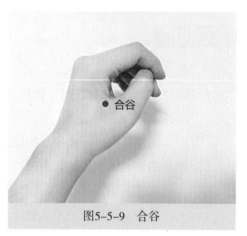

图5-5-9 合谷

痰湿凝滞

1. 症状

丘疹以红肿疼痛、结节、囊肿、瘢痕等多种损害为主，伴纳呆、便溏，舌淡苔腻，脉滑。

2. 拔罐方法

【取穴】膈俞、脾俞、丰隆、阴陵泉。

【定位】膈俞：第7胸椎棘突下，旁开1.5寸（图5-5-10）。

　　　　脾俞：第11胸椎棘突下，旁开1.5寸（图5-5-10）。

　　　　丰隆：小腿外侧，外踝尖上8寸，胫骨前肌外缘（图5-5-11）。

　　　　阴陵泉：小腿内侧，胫骨内侧髁下缘与胫骨内侧缘间的凹陷中（图5-5-12）。

【操作】单纯拔罐，每个穴位留罐
　　　　10分钟。隔日1次，10次
　　　　为1个疗程。

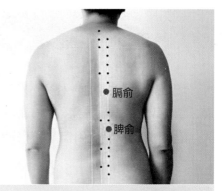

图5-5-10　膈俞　脾俞

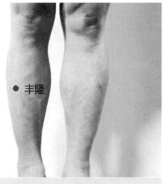

图5-5-11　丰隆

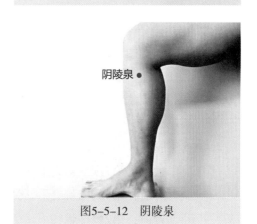

图5-5-12　阴陵泉

小贴士

（1）痤疮以脂溢性为多，治疗期间应禁用化妆品及外擦膏剂，宜用硫黄肥皂温水洗脸以减少油脂附着面部，堵塞毛孔。严禁用手挤压丘疹，以免继发感染，遗留瘢痕。

（2）可在背部寻找丘疹样阳性反应点，点刺拔罐放血疗效较佳。忌食辛辣、油腻及糖类食品，多吃新鲜蔬菜、水果，勿过饱，勿熬夜，保持情志舒畅。

第六节　斑秃

斑秃又称圆秃，是一种突然发生的头部局限性脱发。一般认为属自身免疫性疾病，与高级神经活动障碍、内分泌障碍、局部病灶感染、遗传等有关。多见于青年人，精神创伤常为诱发因素。一般分为肝肾不足、血热生风、瘀血阻络三种证型。

肝肾不足

1. 症状

头发焦黄或花白，发病时头发常是大片而均匀地脱落，严重时还会出现眉毛、腋毛、阴毛的脱落，伴面色白，肢体畏寒，头晕耳鸣，腰膝酸软，舌淡有裂纹，少苔或无苔，脉沉细无力。

2. 拔罐方法

【取穴】脱发区、大椎、肝俞、肾俞。

【定位】大椎：第7颈椎棘突下凹陷中，后正中线上（图5-6-1）。

肝俞：第9胸椎棘突下，旁开1.5寸（图5-6-1）。

肾俞：第2腰椎棘突下，旁开1.5寸（图5-6-1）。

【操作】单纯拔罐，每个穴位留罐10分钟。隔日1次，10次为1个疗程。

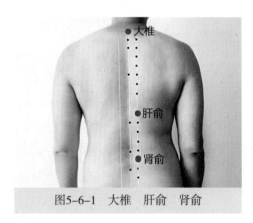

图5-6-1　大椎　肝俞　肾俞

血热生风

1. 症状

突然脱发，进展较快，常是大片大片的头发脱落，伴头部烘热、性情急躁、心烦易怒，个别还会相继发生眉毛、胡须脱落的现象，偶有头皮瘙痒，舌红少苔，脉细数。

2. 拔罐方法

【取穴】脱发区、大椎、风池、曲池。

【定位】大椎：第7颈椎棘突下凹陷中，后正中线上（图5-6-2）。

　　　　风池：在项部枕骨下，胸锁乳突肌与斜方肌上端之间的凹陷处（图5-6-3）。

　　　　曲池：90°屈肘，肘横纹外侧端凹陷中（图5-6-4）。

【操作】单纯拔罐，每个穴位留罐10分钟。隔日1次，10次为1个疗程。

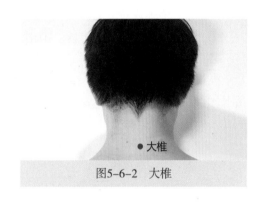

图5-6-2　大椎

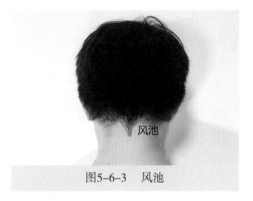

图5-6-3　风池

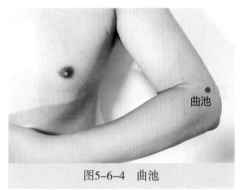

图5-6-4　曲池

瘀血阻络

1. 症状

脱发前先有头痛或头皮刺痛等自觉症状，继而出现斑块脱发，时间一久便成全秃，伴夜多恶梦、烦热不眠等全身症状，舌暗红或有瘀点，少苔，脉沉涩。

2. 拔罐方法

【取穴】脱发区、大椎、膈俞、太冲。

【定位】大椎：第7颈椎棘突下凹陷中，后正中线上（图5-6-5）。

膈俞：第7胸椎棘突下，旁开1.5寸（图5-6-6）。

太冲：足背侧，第1、2跖骨间凹陷处（图5-6-7）。

【操作】单纯拔罐，每个穴位留罐
10分钟。隔日1次，10次
为1个疗程。

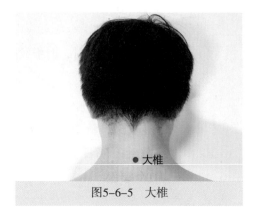

图5-6-5　大椎

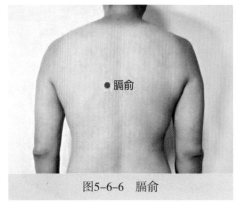

图5-6-6　膈俞

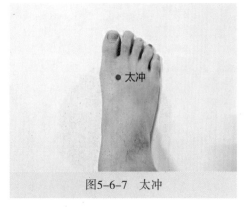

图5-6-7　太冲

小贴士

可先在脱发区梅花针叩刺再拔罐；清淡饮食，注意补充维生素及
矿物质，调畅情志。

第六章

妇科疾病

第一节　乳腺增生

乳腺增生是指妇女乳房部常见的慢性良性肿块，以乳房肿块和胀痛为主症，与月经周期、情绪变化有明显关系。其发生常与情志内伤、忧思恼怒等因素有关，中医辨证分型为气滞痰凝和冲任失调。

气滞痰凝

1. 症状

单侧或双侧乳房出现单个或多个大小不等、形态不一的肿块，胀痛或压痛，表面光滑，边界清楚，推之可动，增长缓慢，质地坚韧或呈囊性感，肿块和疼痛每因喜怒而消长，心烦易怒，胸闷胁胀。舌红苔厚，脉弦。

2. 拔罐方法

【取穴】足三里、膻中、中脘、乳根、内关、太冲。

【定位】足三里：小腿外侧，外膝眼下3寸（图6-1-1）。

膻中：在胸部，横平第4肋间隙，前正中线上（图6-1-2）。

中脘：上腹部，脐中上4寸，前正中线上（图6-1-2）。

乳根：在第5肋间隙，前正中线旁开4寸（平躺，乳头直下1寸）（图6-1-2）。

内关：在前臂，腕掌侧远端横纹上2寸，掌长肌腱与桡侧腕屈肌腱之间（图6-1-3）。

太冲：足背侧，第1、2跖骨间凹陷处（图6-1-4）。

【操作】单纯拔罐，每个穴位留罐10分钟。隔日1次，月经前一周开始治疗。平时可按揉太冲、乳根。

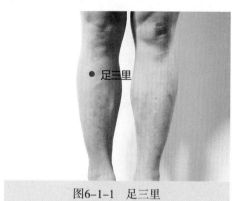

图6-1-1　足三里

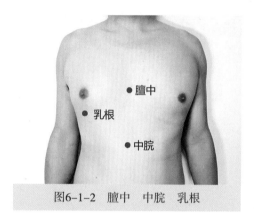

图6-1-2　膻中　中脘　乳根

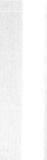

图6-1-3　内关

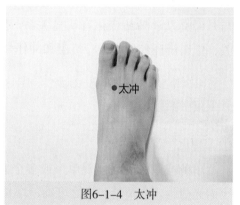

图6-1-4　太冲

冲任失调

1. 症状

单侧或双侧乳房出现单个或多个大小不等、形态不一的肿块，胀痛或压痛，表面光滑，边界清楚，推之可动，增长缓慢，质地坚韧或呈囊性感，舌红，苔白，脉细。肿块和疼痛经前加重，经后缓减，或有月经不调，经闭等。

2. 拔罐方法

【取穴】足三里、膻中、乳根、血海、三阴交。

【定位】足三里：小腿外侧，外膝眼下3寸（图6-1-5）。

膻中：在胸部，横平第4肋间隙，前正中线上（图6-1-6）。

乳根：在第5肋间隙，前正中线旁开4寸（平躺，乳头直下1寸）（图6-1-6）。

血海：髌底内侧端上2寸，股内侧肌高点（图6-1-7）。

三阴交：小腿内侧，内踝尖上3寸，胫骨内侧缘后际（图6-1-8）。

【操作】单纯拔罐，每个穴位留罐10分钟。隔日1次，月经前一周开始治疗。平时可按揉乳根。

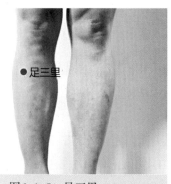

图6-1-5　足三里

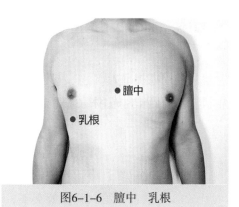

图6-1-6　膻中　乳根

图6-1-7　血海

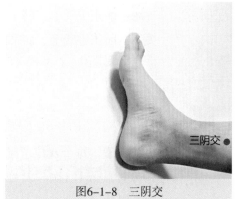

图6-1-8　三阴交

小贴士

（1）拔罐配合中药治疗效果更佳。

（2）经期要注意保持心情愉悦，避免大怒大悲。

第二节 月经不调

月经不调是妇科常见疾病，表现为月经周期或出血量的异常，可伴有月经前、经期时的腹痛及全身症状。

经早

1. 症状

月经周期提前7天以上，甚至间隔10余天即行者。如提前3～5天，又无明显症状者，尚属正常范围，或偶有提前者亦不做病论。

2. 拔罐方法

【取穴】足三里、脾俞、肾俞、气海、关元。

【定位】足三里：小腿外侧，外膝眼下3寸（图6-2-1）。

脾俞：第11胸椎棘突下，旁开1.5寸（图6-2-2）。

肾俞：第2腰椎棘突下，旁开1.5寸（图6-2-2）。

气海：前正中线上，脐下1.5寸（图6-2-3）。

关元：前正中线上，脐下3寸（图6-2-3）。

【操作】单纯拔罐，每个穴位留罐10分钟。隔日1次，月经前一周开始治疗。

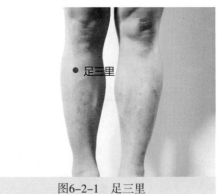

图6-2-1 足三里

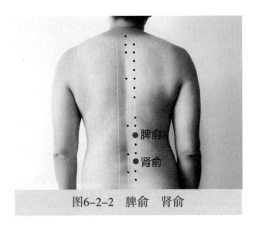

图6-2-2　脾俞　肾俞

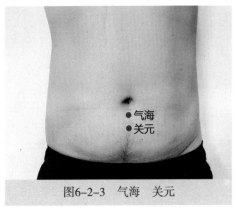

图6-2-3　气海　关元

经迟

1. 症状

月经周期后错7~60天，初潮和更年期见此现象，一般不当病论。

2. 拔罐方法

【取穴】脾俞、足三里、关元、石门。

【定位】脾俞：第11胸椎棘突下，旁开1.5寸（图6-2-4）。

足三里：小腿外侧，外膝眼下3寸（图6-2-5）。

关元：前正中线上，脐下3寸（图6-2-6）。

石门：前正中线上，脐下2寸（图6-2-6）。

【操作】单纯拔罐，每个穴位留罐10分钟。隔日1次，月经前一周开始治疗。

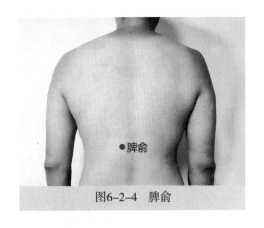

图6-2-4　脾俞

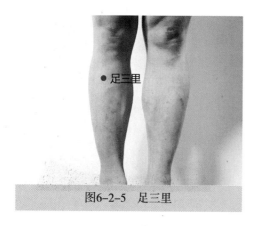

图6-2-5　足三里

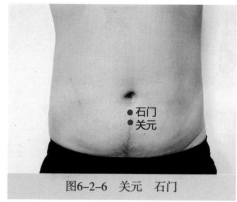

图6-2-6　关元　石门

月经量多

1. 症状

月经周期基本正常，唯经量较以前明显增多，若经量多而暴如下注，或淋漓不断，久下不止，则为崩漏之证。

2. 拔罐方法

【取穴】脾俞、肝俞、督俞、命门、膻中。

【定位】脾俞：第11胸椎棘突下，旁开1.5寸（图6-2-7）。

　　　　肝俞：第9胸椎棘突下，旁开1.5寸（图6-2-7）。

　　　　督俞：第6胸椎棘突下，旁开1.5寸（图6-2-7）。

　　　　命门：第2腰椎棘突下，凹陷中，后正中线上（图6-2-7）。

　　　　膻中：在胸部，横平第4肋间隙，前正中线上（图6-2-8）。

【操作】单纯拔罐，每个穴位留罐10分钟。隔日1次，月经前一周开始治疗。

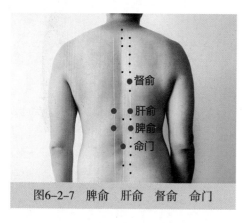

图6-2-7　脾俞　肝俞　督俞　命门

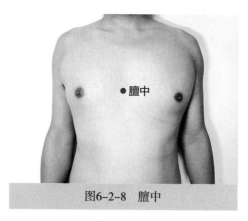

图6-2-8　膻中

月经量少

1. 症状

经量明显减少，经期缩短不足2天，甚则点滴即净。

2. 拔罐方法

【取穴】中脘、气海、脾俞、胃俞、命门。

【定位】中脘：上腹部，脐中上4寸，前正中线上（图6-2-9）。

气海：前正中线上，脐下1.5寸（图6-2-9）。

脾俞：第11胸椎棘突下，旁开1.5寸（图6-2-10）。

胃俞：第12胸椎棘突下，旁开1.5寸（图6-2-10）。

命门：第2腰椎棘突下凹陷中，后正中线上（图6-2-10）。

【操作】单纯拔罐，每个穴位留罐10分钟。隔日1次，月经前一周开始治疗。

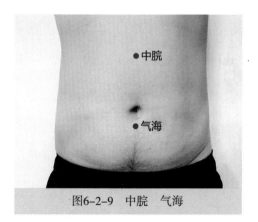

图6-2-9 中脘 气海

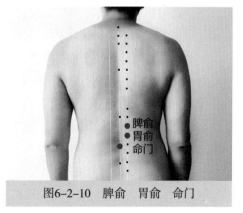

图6-2-10 脾俞 胃俞 命门

小贴士

（1）中药对于气血虚弱型月经不调效果更好。

（2）经期避免过度劳累，可多食红枣等食物补血。

第三节　痛经

痛经是指妇女正值经期或经行前后，出现周期性小腹疼痛，或痛引腰骶，甚则剧痛昏厥者。中医学认为，本病病因多为气滞血瘀、寒凝血瘀、气虚血少等。

气滞血瘀

1. 症状

经前或经期小腹胀痛拒按，经血量少，行而不畅，血色紫暗有块，块下痛减；乳房胀痛，胸闷不舒；舌质紫暗或有瘀点，脉弦。

2. 拔罐方法

【取穴】肝俞、次髎、关元、中极。

【定位】肝俞：第9胸椎棘突下，旁开1.5寸（图6-3-1）。

次髎：俯卧位，在骶区，正对第二骶后孔（图6-3-2）。

关元：前正中线上，脐下3寸（图6-3-3）。

中极：前正中线上，脐下4寸，耻骨联合上1寸（图6-3-3）。

【操作】单纯拔罐，每个穴位留罐10分钟。隔日1次，月经前一周开始治疗。

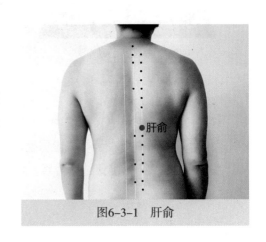

图6-3-1　肝俞

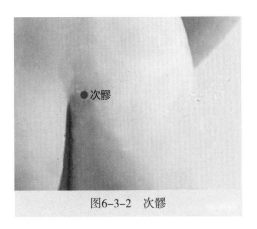

图6-3-2 次髎

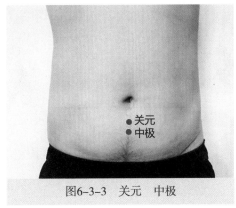

图6-3-3 关元 中极

寒凝血瘀

1. 症状

经前或经期小腹冷痛拒按，得热痛减；月经或见推后，量少，经色暗而有瘀块；面色青白、肢冷畏寒；舌暗苔白，脉沉紧。

2. 拔罐方法

【取穴】次髎、中脘、关元、肾俞。

【定位】次髎：俯卧位，在骶区，正对第二骶后孔（图6-3-4）。

中脘：上腹部，脐中上4寸，前正中线上（图6-3-5）。

关元：前正中线上，脐下3寸（图6-3-5）。

肾俞：第2腰椎棘突下，旁开1.5寸（图6-3-6）。

【操作】单纯拔罐，每个穴位留罐10分钟。隔日1次，月经前一周开始治疗。

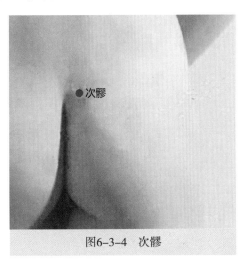

图6-3-4 次髎

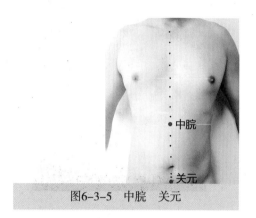

图6-3-5 中脘 关元

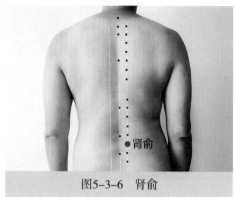

图5-3-6 肾俞

气血虚弱

1. 症状

经期或经后小腹隐隐作痛，喜按或小腹及阴部空坠不适，月经量少，色淡，质清稀；面色无华，头晕心悸，神疲乏力；舌质淡，脉细无力。

2. 拔罐方法

【取穴】气海、关元、肾俞、足三里。

【定位】气海：前正中线上，脐下1.5寸（图6-3-7）。

关元：前正中线上，脐下3寸（图6-3-7）。

肾俞：第2腰椎棘突下，旁开1.5寸（图6-3-8）。

足三里：小腿外侧，外膝眼下3寸（图6-3-9）。

【操作】单纯拔罐，每个穴位留罐10分钟。隔日1次，月经前一周开始治疗。

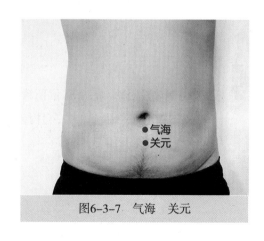

图6-3-7 气海 关元

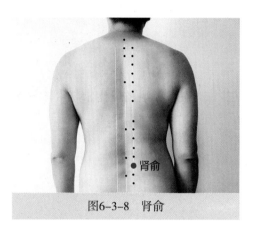

图6-3-8　肾俞

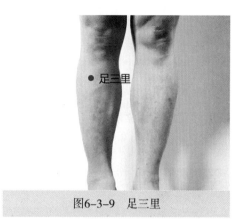

图6-3-9　足三里

（1）拔罐对痛经症状的缓解效果明显，但要积极查明原因，排除器质性病变引起的痛经。

（2）经期要注意保暖，忌食生冷，保持心情愉悦。

第四节　产后缺乳

产后缺乳是指产后哺乳期内产妇乳汁甚少或全无。缺乳的发生常与素体亏虚或形体肥胖等因素有关。

气血不足

1. 症状

乳汁分泌量少，兼见乳房柔软无胀感，头晕心悸，神疲纳少，面色苍白，唇甲无华。舌淡苔薄，脉细弱。

2. 拔罐方法

【取穴】膻中、乳根、脾俞、足三里、少泽。

【定位】膻中：在胸部，横平第4肋间隙，前正中线上（图6-4-1）。

乳根：在第5肋间隙，前正中线旁开4寸（平躺，乳头直下1寸）（图6-4-1）。

脾俞：第11胸椎棘突下，旁开1.5寸（图6-4-2）。

足三里：小腿外侧，外膝眼下3寸（图6-4-3）。

少泽：在小指末节尺侧，指甲根角侧上方0.1寸（图6-4-4）。

【操作】膻中、脾俞、足三里处单纯拔罐，每个穴位留罐10分钟，隔日1次。平时可按揉乳根、少泽。

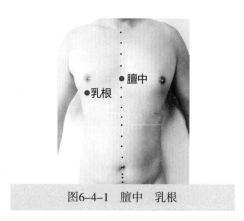

图6-4-1　膻中　乳根

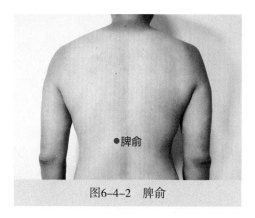

图6-4-2　脾俞

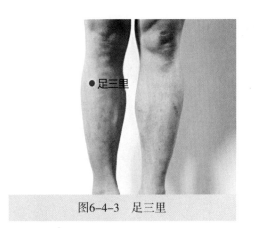

图6-4-3 足三里

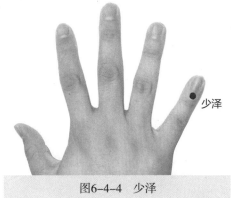

图6-4-4 少泽

肝气郁结

1. 症状

乳汁分泌量少，兼见乳房胀满疼痛，情志抑郁，胸胁胀闷，时有嗳气，善太息。舌淡，苔薄黄，脉弦。

2. 拔罐方法

【取穴】肝俞、太冲、少泽、乳根。

【定位】肝俞：第9胸椎棘突下，旁开1.5寸（图6-4-5）。

太冲：足背侧，第1、2跖骨间凹陷处（图6-4-6）。

少泽：在小指末节尺侧，指甲根角侧上方0.1寸（图6-4-7）。

乳根：在第5肋间隙，前正中线旁开4寸（平躺，乳头直下1寸）（图6-4-8）。

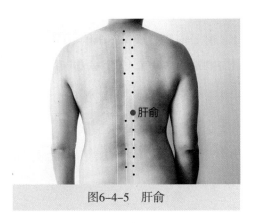

图6-4-5 肝俞

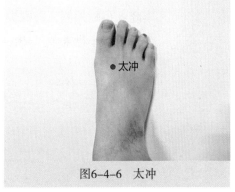

图6-4-6 太冲

【操作】肝俞处单纯拔罐，每个穴位留罐10分钟，隔日1次。平时可按揉太冲、少泽、乳根。

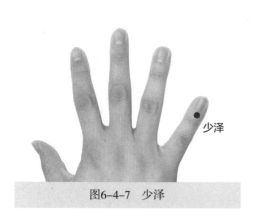

图6-4-7 少泽

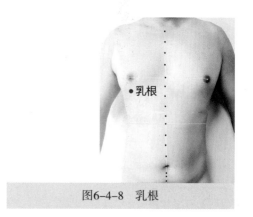

图6-4-8 乳根

痰浊阻滞

1. 症状

乳汁分泌量少，兼见形体肥胖，胸闷痰多，纳呆呕恶，腹胀便溏。舌淡胖，苔厚腻，脉濡滑。

2. 拔罐方法

【取穴】中脘、膻中、乳根、丰隆、少泽。

【定位】中脘：上腹部，脐中上4寸，前正中线上（图6-4-9）。

膻中：在胸部，横平第4肋间隙，前正中线上（图6-4-9）。

乳根：在第5肋间隙，前正中线旁开4寸（平躺，乳头直下1寸）（图6-4-9）。

丰隆：小腿外侧，外踝尖上8寸，胫骨前肌外缘（图6-4-10）。

少泽：在小指末节尺侧，指甲根角侧上方0.1寸（图6-4-11）。

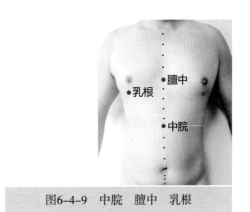

【操作】中脘、膻中、丰隆处单纯
　　　　拔罐，每个穴位留罐10分
　　　　钟，隔日1次。平时可按
　　　　揉乳根、少泽。

图6-4-9　中脘　膻中　乳根

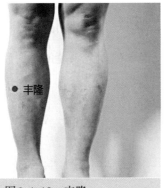

图6-4-10　丰隆

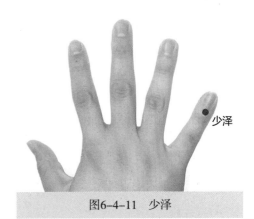

图6-4-11　少泽

小贴士

（1）拔罐配合针灸及中药治疗效果更佳。

（2）要保持心情舒畅，避免情志刺激，家人要做好配合工作。

第七章

五官科疾病

第一节　近视

近视是眼在调节松弛状态下，平行光线经眼的屈光系统的折射后焦点落在视网膜之前。近视的发生与遗传、发育、环境等诸多因素有关。中医学认为，近视一般可分为气血不足证和肝肾两虚证。

气血不足

1. 症状

视近清楚视远模糊，眼底或可见视网膜呈豹纹状改变，或兼见面色㿠白，神疲乏力；舌质淡，苔薄白，脉细弱。

2. 拔罐方法

【取穴】关元、气海、足三里、中脘。

【定位】关元：前正中线上，脐下3寸（图7-1-1）。

　　　　气海：前正中线上，脐下1.5寸（图7-1-1）。

　　　　足三里：小腿外侧，外膝眼下3寸（图7-1-2）。

　　　　中脘：上腹部，脐中上4寸，前正中线上（图7-1-3）。

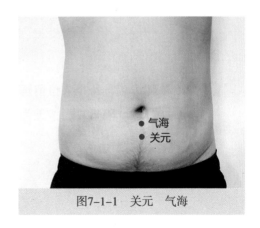

【操作】单纯拔罐，每个穴位留罐10分钟。隔日1次，7天为1个疗程。

图7-1-1 关元 气海

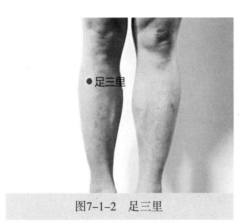

图7-1-2 足三里

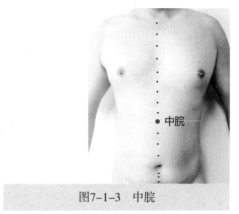

图7-1-3 中脘

肝肾不足

1. 症状

视远处不清，可有眼前黑影飘动，眼底可见玻璃体液化浑浊，视网膜呈豹纹状改变，或有头晕耳鸣，腰膝酸软，眠差多梦；舌质淡，脉细弱或弦细。

2. 拔罐方法

【取穴】肝俞、肾俞、脾俞。

【定位】肝俞：第9胸椎棘突下，旁开1.5寸（图7-1-4）。

肾俞：第2腰椎棘突下，旁开1.5寸（图7-1-4）。

脾俞：第11胸椎棘突下，旁开1.5寸（图7-1-4）。

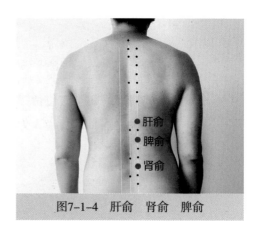

图7-1-4　肝俞　肾俞　脾俞

【操作】单纯拔罐，每个穴位留罐10分钟。隔日1次，7天为1个疗程。

小贴士

（1）针灸配合耳穴对假性近视的恢复效果良好，可同时选择多种治疗方法。

（2）平时要注意避免用眼过度，尤其是在暗光下玩手机，要多在户外放松眼睛。

第二节　口腔溃疡

口腔溃疡是以口腔内的唇、舌、颊、上颚等处黏膜发生单个或多个溃疡为主症的一种病证。其发生常与过食辛辣厚味、嗜饮醇酒、外感风火燥邪等因素有关。

心脾蕴热

1. 症状

唇、舌、颊、上颚等处黏膜出现圆形或椭圆形的淡黄色或灰白色小点，周围红晕，表面凹陷，局部灼痛，伴口干口渴、心烦不寐、大便干结、小便短赤。舌红，苔黄或黄腻，脉滑数。

2. 拔罐方法

【取穴】心俞、脾俞、大椎、劳宫。

【定位】心俞：第5胸椎棘突下，旁开1.5寸（图7-2-1）。

脾俞：第11胸椎棘突下，旁开1.5寸（图7-2-1）。

大椎：第7颈椎棘突下凹陷中，后正中线上（图7-2-1）。

劳宫：在手掌，横平第3掌指关节近端，第2、3掌骨之间（图7-2-2）。

【操作】单纯拔罐，每个穴位留罐10分钟。隔日1次，3天为1个疗程。可在大椎适当放血。

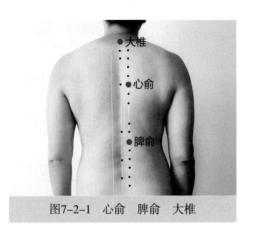

图7-2-1　心俞　脾俞　大椎

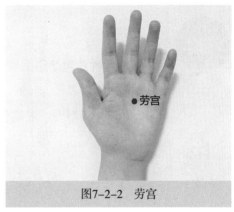

图7-2-2　劳宫

阴虚火旺

1. 症状

口疮灰白或灰黄，周围色淡红，溃疡面较小而少，每因劳累诱发，此愈彼起，反复绵延，伴口干咽燥，五心烦热，腰膝酸软。舌红，苔少，脉细数。

2. 拔罐方法

【取穴】太溪、照海、通里。

【定位】太溪：内踝尖与跟腱之间的凹陷中（图7-2-3）。

照海：在内踝尖下1寸（图7-2-3）。

通里：在前臂，腕掌侧远端横纹上1寸，尺侧腕屈肌腱的桡侧缘（图7-2-4）。

【操作】单纯拔罐，每个穴位留罐10分钟。隔日1次，3天为1个疗程。

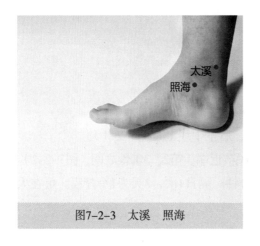

图7-2-3 太溪 照海

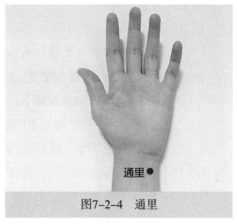

图7-2-4 通里

小贴士

（1）复发性口腔溃疡一般具有周期性、复发性。刺络拔罐配合中药效果更佳。

（2）保持心情舒畅，忌食辛辣刺激食物。

第三节　咽喉肿痛

咽喉肿痛是以咽喉红肿疼痛、吞咽不适为主症的一种病证。其发生常与外感风热、饮食不节和体虚劳累等因素有关。

外感风热

1. 症状

咽喉红肿疼痛，吞咽不适，伴发热，汗出，头痛，咳嗽，小便黄。舌质红，苔薄白或微黄，脉浮数。

2. 拔罐方法

【取穴】少商、商阳、关冲、内庭、风池、外关。

【定位】少商：在手指，拇指末节桡侧，指甲根脚侧上方0.1寸（图7-3-1）。

商阳：在手指，食指末节桡侧，指甲根脚侧上方0.1寸（图7-3-1）。

关冲：在手指，第4指末节尺侧，指甲根脚侧上方0.1寸（图7-3-1）。

内庭：足背第2、3趾间，趾蹼缘后方赤白肉际处（图7-3-2）。

风池：后发际正中入发际1寸处与乳突骨连线中点凹陷处（图7-3-3）。

外关：腕背侧远端横纹上2寸，两骨之间（图7-3-4）。

【操作】少商、商阳、关冲、内庭适当放血。风池、外关单纯拔罐，每个穴位留罐10分钟，隔日1次，3次为1个疗程。

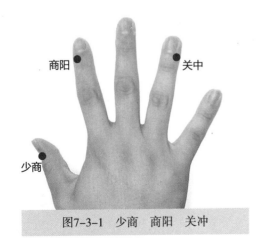

图7-3-1　少商　商阳　关冲

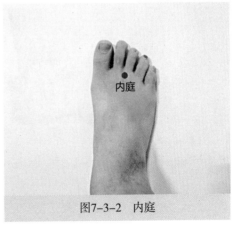

图7-3-2　内庭

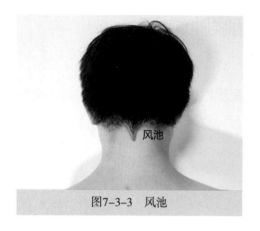

图7-3-3 风池

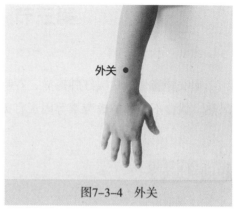

图7-3-4 外关

阴虚火旺

1. 症状

咽干微肿,疼痛,午后或入夜尤甚,或咽部异物感,干咳少痰而稠,手足心热。舌红,少苔,脉细数。

2. 拔罐方法

【取穴】太溪、照海、鱼际。

【定位】太溪:内踝尖与跟腱之间的凹陷中(图7-3-5)。

照海:在内踝尖下1寸(图7-3-5)。

鱼际:在手外侧,第1掌骨桡侧中点赤白肉际处(图7-3-6)。

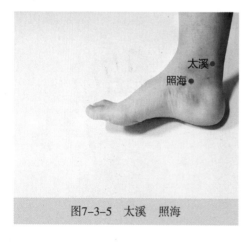

图7-3-5 太溪 照海

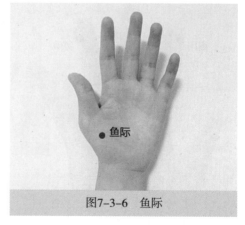

图7-3-6 鱼际

【操作】太溪、照海单纯拔罐，每个穴位留罐10分钟，隔日1次，3次为1个疗程。鱼际适当放血。

小贴士

（1）刺络拔罐对于急性肿痛效果明显。

（2）注意休息，多饮水。

第四节　牙痛

牙痛是指牙齿因各种原因引起的疼痛，为口腔疾患中最常见的症状之一。牙痛可分为风火牙痛、胃火牙痛、虚火牙痛。

风火牙痛

1. 症状

牙痛发作急骤，牙痛剧烈，牙龈红肿，喜凉恶热，伴发热。舌红，苔薄黄，脉浮数。

2. 拔罐方法

【取穴】翳风、颊车、下关、合谷。

【定位】翳风：在颈部，耳垂后方，乳突下端前方凹陷中（图7-4-1）。

颊车：在面部，下颌角前上方一横指（中指）（图7-4-2）。

下关：在面部，颧弓下缘中央与下颌切迹之间凹陷中（图7-4-3）。

合谷：手背第1、2掌骨间，第2掌骨桡侧缘的中点（图7-4-4）。

【操作】翳风、颊车、下关单纯拔罐，每个穴位留罐10分钟，隔日1次，3天为1个疗程。疼痛剧烈者可每日1次，配合针灸，平时可按揉合谷。

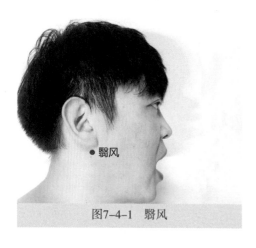

图7-4-1　翳风

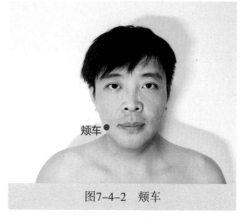

图7-4-2　颊车

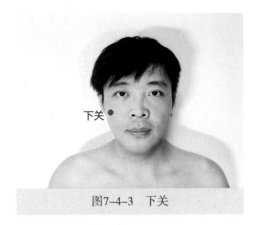

图7-4-3 下关

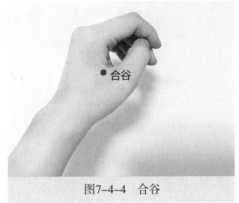

图7-4-4 合谷

胃火牙痛

1. 症状

牙痛剧烈，牙龈红肿甚至出血，遇热加剧，伴口渴，口臭，便秘，尿赤。舌红苔黄，脉洪数。

2. 拔罐方法

【取穴】内庭、厉兑、颊车、下关、合谷。

【定位】内庭：足背第2、3趾间，趾蹼缘后方赤白肉际处（图7-4-5）。

厉兑：在足趾，第2趾末节外侧，指甲根角侧后方0.1寸（图7-4-6）。

颊车：在面部，下颌角前上方一横指（中指）（图7-4-7）。

下关：在面部，颧弓下缘中央与下颌切迹之间凹陷中（图7-4-8）。

合谷：手背第1、2掌骨间，第2掌骨桡侧缘的中点（图7-4-9）。

【操作】内庭、厉兑点刺放血，颊车、下关单纯拔罐，每个穴位留罐10分钟，隔日1次，3次为1个疗程。疼痛剧烈者可每日1次，配合针灸，平时可按揉合谷。

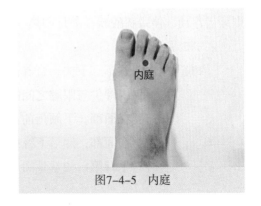

图7-4-5 内庭

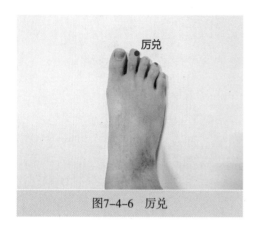

图7-4-6　厉兑

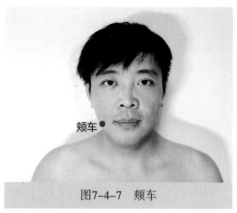

图7-4-7　颊车

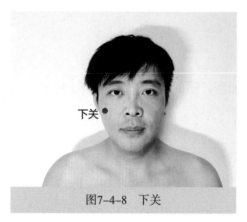

图7-4-8　下关

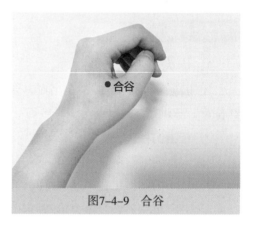

图7-4-9　合谷

虚火牙痛

1. 症状

牙齿隐隐作痛，时作时止，午后或夜晚加重，日久不愈，可见齿龈萎缩，甚则牙齿浮动，伴腰膝酸软，手足心热，头晕眼花。舌红，少苔或无苔，脉细数。

2. 拔罐方法

【取穴】太溪、颊车、下关、合谷。

【定位】太溪：内踝尖与跟腱之间的凹陷中（图7-4-10）。

颊车：在面部，下颌角前上方一横指（中指）（图7-4-11）。

下关：在面部，颧弓下缘中央与下颌切迹之间凹陷中（图7-4-12）。

合谷：手背第1、2掌骨间，第2掌骨桡侧缘的中点（图7-4-13）。

【操作】太溪、颊车、下关单纯拔罐，每个穴位留罐10分钟，隔日1次，3次
　　　为1个疗程。疼痛剧烈者可每日1次，配合针灸，平时可按揉合谷。

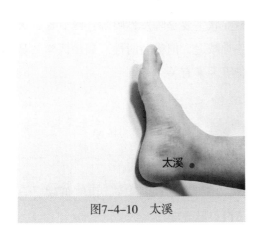
图7-4-10　太溪

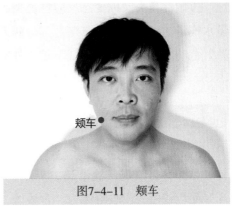
图7-4-11　颊车

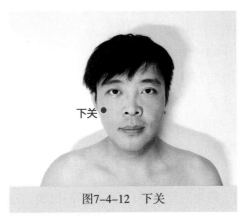
图7-4-12　下关

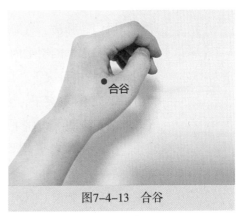
图7-4-13　合谷

小贴士

（1）龋齿牙痛针灸具有镇痛的作用，但要及时去牙科就诊，切忌
延误，导致牙髓神经坏死。

（2）注意口腔卫生，早晚刷牙。

第五节　过敏性鼻炎

过敏性鼻炎又称变态反应性鼻炎，典型症状主要是阵发性喷嚏连续发作，大量水样清涕，伴鼻塞和鼻痒。部分病人有嗅觉减退，但为暂时性。属中医学"鼻鼽"范畴。其发生常与正气不足、外邪侵袭等因素有关。

肺气虚寒

1. 症状

鼻痒，打喷嚏，流清涕，鼻塞，每遇风冷易发，气短懒言，语气低怯，自汗，面色苍白，或咳喘无力。舌质淡，苔薄白，脉虚弱。

2. 拔罐方法

【取穴】印堂、风门、肺俞、气海、迎香。

【定位】印堂：在头部，两眉毛内侧端中间的凹陷（图7-5-1）。

　　　　风门：第2胸椎棘突下，后正中线旁开1.5寸（图7-5-2）。

　　　　肺俞：第3胸椎棘突下，旁开1.5寸（图7-5-2）。

　　　　气海：前正中线上，脐下1.5寸（图7-5-3）。

　　　　迎香：在面部，鼻翼软骨与鼻甲的交界处，近鼻唇沟上端处（图7-5-4）。

【操作】印堂、风门、肺俞、气海拔罐，每个穴位留罐10分钟，隔日1次，10次为1个疗程。配合按揉迎香。

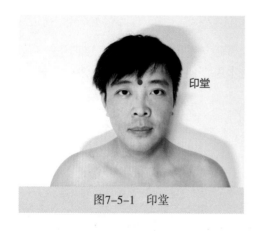

图7-5-1　印堂

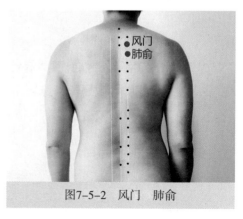

图7-5-2　风门　肺俞

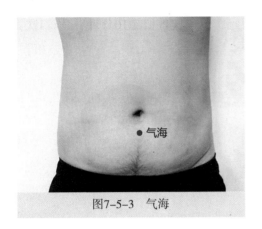

图7-5-3　气海

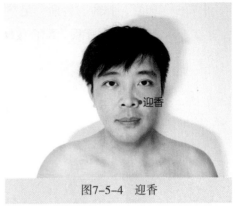

图7-5-4　迎香

脾气虚弱

1. 症状

患病日久，鼻塞鼻胀较重，面色萎黄，四肢倦怠，食少纳呆，大便或溏，舌淡胖、边有齿痕，苔薄白，脉弱无力。

2. 拔罐方法

【取穴】印堂、脾俞、胃俞、足三里、迎香。

【定位】印堂：在头部，两眉毛内侧端中间的凹陷（图7-5-5）。

　　　　脾俞：第11胸椎棘突下，旁开1.5寸（图7-5-6）。

　　　　胃俞：第12胸椎棘突下，旁开1.5寸（图7-5-6）。

　　　　足三里：小腿外侧，外膝眼下3寸（图7-5-7）。

　　　　迎香：在面部，鼻翼软骨与鼻甲的交界处，近鼻唇沟上端处（图7-5-8）。

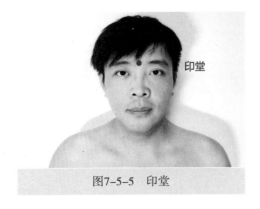

图7-5-5　印堂

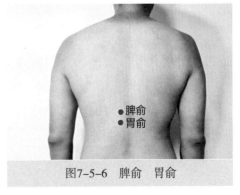

图7-5-6　脾俞　胃俞

155

【操作】印堂、脾俞、胃俞、足三里拔罐，每个穴位留罐10分钟，隔日1次，
10次为1个疗程。配合按揉迎香。

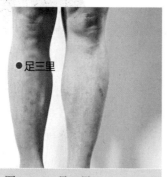

图7-5-7 足三里

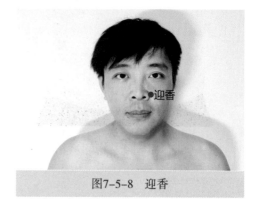

图7-5-8 迎香

肾阳亏虚

1. 症状

病久体弱，早晚较甚，神疲倦怠，面色苍白，形寒肢冷，小便清长，夜尿频
多，舌质淡，苔白，脉沉细无力。

2. 拔罐方法

【取穴】印堂、肾俞、命门、迎香。

【定位】印堂：在头部，两眉毛内侧端中间的凹陷（图7-5-9）。

肾俞：第2腰椎棘突下，旁开1.5寸（图7-5-10）。

命门：第2腰椎棘突下凹陷中，后正中线上（图7-5-10）。

迎香：在面部，鼻翼软骨与鼻甲的交界处，近鼻唇沟上端处（图
7-5-11）。

【操作】印堂、肾俞、命门拔罐，
每个穴位留罐10分钟，隔
日1次，10次为1个疗程。
配合按揉迎香。

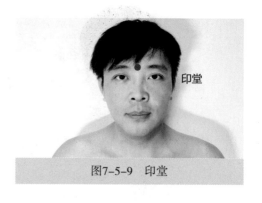

图7-5-9 印堂

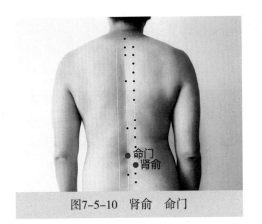

图7-5-10 肾俞 命门

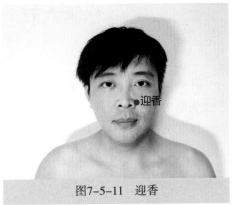

图7-5-11 迎香

小贴士

（1）过敏性鼻炎的季节性比较明显，大都发生于秋冬时节，要积极寻找过敏原，避开诱发因素。

（2）当出现过敏反应时，应尽可能限制户外活动，尤其是接触花草、柳絮等，外出要戴口罩。

第六节　耳鸣、耳聋

耳鸣是以耳内鸣响，如蝉如潮，妨碍听觉为主症；耳聋是以听力不同程度减退或失听为主症。临床上耳鸣、耳聋既可单独出现，亦可先后发生或同时并见。中医学认为，其发生常与外感风邪、情志不畅、年老体弱等因素有关。

外感风邪

1. 症状

开始多有感冒症状，继之猝然耳鸣耳聋、耳闷胀，伴头痛恶风，发热口干。舌质红，苔薄白或薄黄，脉浮数。

2. 拔罐方法

【取穴】大椎、风池、曲池、翳风、耳门、听宫、听会。

【定位】大椎：第7颈椎棘突下凹陷中，后正中线上（图7-6-1）。

　　　　风池：在项部枕骨下，胸锁乳突肌与斜方肌上端之间的凹陷处（图7-6-2）。

　　　　曲池：在肘区，极度屈肘，肘横纹桡侧端凹陷中（图7-6-3）。

　　　　翳风：在颈部，耳垂后方，乳突下端前方凹陷中（图7-6-4）。

　　　　耳门：在耳区，耳屏上切迹与下颌骨髁突之间的凹陷中（图6-6-5）。

　　　　听宫：耳屏正中与下颌骨髁突之间的凹陷中（图7-6-5）。

　　　　听会：耳屏间切迹与下颌骨髁突之间的凹陷中（图7-6-5）。

【操作】大椎、风池、曲池、翳风单纯拔罐，每个穴位留罐10分钟，隔日1次，10次为1个疗程。可在大椎适当放血。配合按揉耳门、听宫、听会。

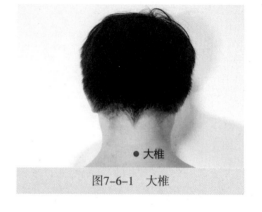

图7-6-1　大椎

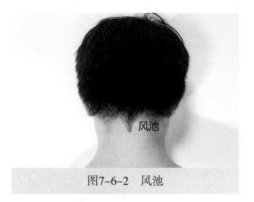

图7-6-2 风池

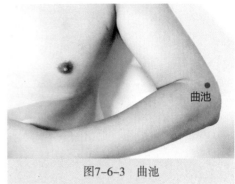

图7-6-3 曲池

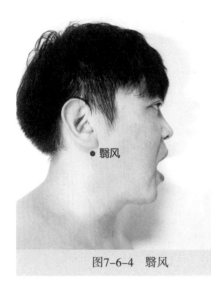

图7-6-4 翳风

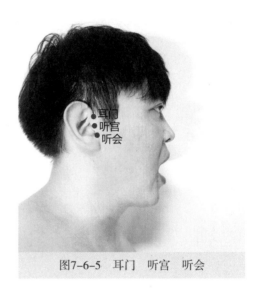

图7-6-5 耳门 听宫 听会

小贴士

（1）对于突发性耳聋，最佳治疗时间为前3个月，要及时就诊，以免耽误病情。

（2）平时要注意保持心情舒畅。